JN297421

DVDで学ぶ開業助産師の「わざ」

フリースタイル分娩介助

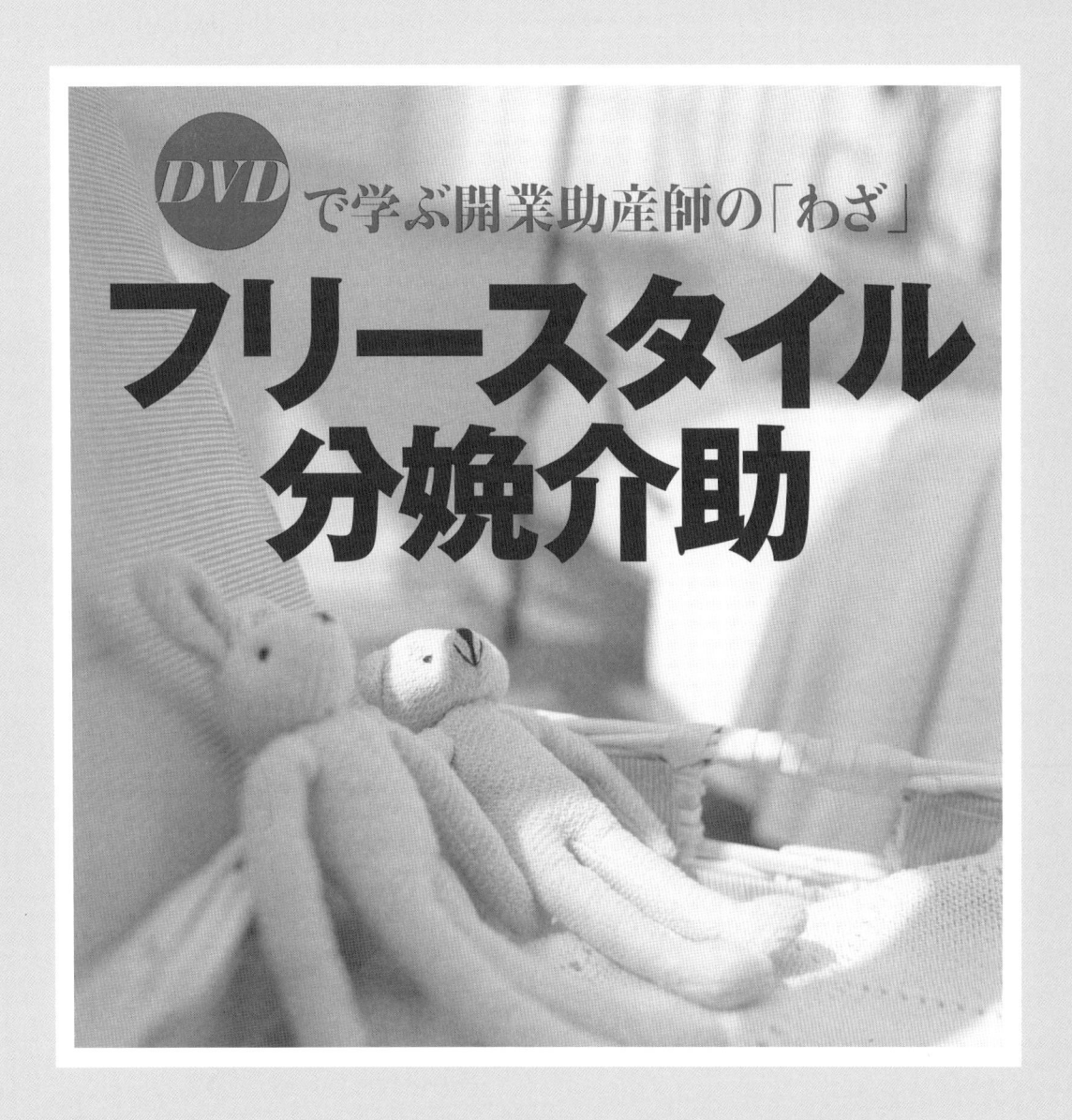

村上明美 編著

医歯薬出版株式会社

●執筆,DVD編集

村上　明美　　神奈川県立保健福祉大学　保健福祉学部看護学科　学科長・教授

●執筆協力／DVD撮影・編集協力

山本　詩子　　山本助産院　助産師
※Chapter 3 執筆協力,DVD撮影協力（Case 1, 5）

豊倉　節子　　豊倉助産院　助産師
※Chapter 3 執筆協力,DVD撮影協力（Case 4, 6, 7）

宮下美代子　　みやした助産院　助産師
※Chapter 3 執筆協力,DVD撮影協力（Case 2, 3）

This book was originally published in Japanese
under the title of :

FURÎSUTAIRU BUNBEN KAIJO
(The Skills of Maternity Care Giving Birth on Freestyle)

MURAKAMI, Akemi
Professor
Kanagawa University of Human Services

© 2009 1st ed.

ISHIYAKU PUBLISHERS, INC.
　7-10, Honkomagome 1 chome, Bunkyo-ku,
　Tokyo 113-8612, Japan

はじめに

　私が初めてフリースタイル分娩の本質に触れたのは，もう15年以上も前のことだ．当時，私は大学病院での約10年間の臨床経験をへて，助産技術の研究がしたくて大学院に進学していた．大学院の実習でお世話になった茨城の開業助産師，瀬井房子先生が介助される分娩に立ち会わせていただいたとき，私は，自分の身体に雷が落ちたような戦慄が走ったことを今でも鮮明に覚えている．

　そこには，陣痛と上手に付き合いながら陣痛間歇時には笑顔を見せ，自らアクティブにいろんな姿勢をとっている産婦がいた．また，産婦を気づかいながらも周囲の助産師と日常会話を楽しそうに交わす産婦の家族もいた．これまでの大学病院の臨床では全く考えられない光景だった．そして全く介入のない自然な出産．女性が身体機能を十分に発揮すると，こんなにも身体がしなやかに，柔軟に，美しくなるんだと知った．そして，熟れた果実の皮がぺろりとむけるように児頭が娩出し，何事もなかったかのように分娩が終了した．母となってからも，その女性たちの身のこなしは軽やかで，いつも楽しそうに育児に取り組んでいた．日常の当り前な生活の中で，妊娠や出産，子育てをさりげなく支えている助産師の働きかけは本当に素晴らしかった．現在の私の助産師アイデンティティはこのときに確立されたと言っても過言ではない．

　そのような体験を重ねて，自らのライフワークとして開業助産師の「わざ」に取り組もうと決心した．多くの人々に，開業助産師は熟練の「わざ」を持っていると認知されていても，それが具体的にどのようなことなのかはあまり知られていない．これらを追究することは，未来に向けて果てしなくはあるが，今でも胸がわくわくする．

　平成16年に神奈川に異動し，そこで親しくなった開業助産師もみな素敵な人ばかりだった．常に情報交換を行ってネットワークを形成し，互いに技を磨きながら，チームでリスクマネジメントを行っている．これからの開業助産師のあるべき姿だと思う．私が今回のフリースタイル分娩介助のDVDの話を持ちかけた時も，彼女たちは撮影協力を二つ返事で引き受けてくれた．その協力がなかったら，この企画は成立しなかったことは言うまでもない．これからもずっと大切にしていきたい仲間たちである．

　そしてもう一人，心から感謝の意を表さなくてはならない人がいる．夜間でも分娩の撮影に出かけ，筆の遅い私を根気強く支援し続けてくれた医歯薬出版の編集担当者である．いまや私のフリースタイル分娩へのこだわりを，もっとも理解してくれている人となった．

　このDVDは，開業助産師の分娩介助に接したことのない病院勤務助産師のみならず，日頃は身近な助産師の分娩介助しか見ていない開業助産師にとっても，自己の分娩介助技術を振り返るきっかけを与えてくれる格好の題材になると信じている．今後，さらに内容を洗練させていくためにも皆様からのご批判を仰ぎたいと思う．

2009年5月　村上　明美

推薦の序

　フリースタイルの分娩介助はどうするの？　このような質問があちこちで聞かれる．基本的には児頭が出てくる時にどのような支援をするのが良いのか多くの助産師は知りたいと思っている．そんな貴方にぴったりのDVDが発刊された．きっと，こんな教材がほしかったというに違いない．学生の教材として，臨床の助産師さんに大いに役立つDVDである．まずは，手にとって見ていただきたい．

　わが国の出産時の体位は長期にわたり仰臥位であった．遡ってみると江戸，明治，大正にかけて座位や立位等の記述もあるが，特に病院，診療所等の出産の増加により分娩介助がしやすいという医療者側の理由により仰臥位を主流としている．ここ数年，Active Birthの概念が発展し，出産においては，単に身体の位置（姿勢）だけが自由ではなく，精神的にも解放されて自由な心の状態に身を任せるという意味も包含し，自由な出産スタイル＝「フリースタイル出産」としてわが国でも定着しつつある．

　フリースタイルにおける分娩介助は，産婦の希望をいれた出産時の安楽な体位での出産を支援するものである．

　助産師教育では，仰臥位分娩介助を学習し，フリースタイルの介助の技術は，個人的に開業助産師から学ぶ方法が主となっている．出産時の児頭の回旋や会陰部の筋肉・皮膚の状態等を熟知すれば，産婦さんがどのようなスタイルであろうと介助できるはずであろうと考えられるが，現状ではなかなか取り入れることは難しい．

　本DVDは，フリースタイルでの分娩の実際として，仰臥位分娩での分娩介助，側臥位での分娩介助，四つんばい位での分娩介助の技術が動的に体験できるよう工夫されている．助産を学ぶ学生にとっては，分娩介助の実習前には繰り返し繰り返しDVDを見ることにより，臨場感を得て実習に備えることができると思われる．また，フリースタイルの分娩介助を試みたいと考えている助産師にとっても有難い教材である．

　本DVDで見るフリースタイルの分娩介助技術の実際は，現在第一線で活躍中のベテラン助産師の業であり，待つお産そして自然な出産，分娩介助の凄さを教えてくれる．

　助産師の技の伝承は今まで難しいと思われてきたが，本DVDを見て今後はその技を残し後世に伝えていくことができる確信を得た．

　助産師の教育を受けた者でなければ，母子の安全と安心に繋げた分娩介助は到底できるものではない．したがって，助産師であるからこそ分娩介助がしっかりできるということは必須であり，そのために卒業後も分娩介助技術の学習は継続されなくてはならない．

　病院等施設では制約が多くできないと思い込んでいるのではないか．助産師として自立しさらに産婦さんに近づく技を持つことができるようにしてくれるDVDである．臨床で第一線で働く助産師のみなさん，そして助産を学んでいる学生の皆さんの参考書として解説書と共にDVDを見られたい．

順天堂大学医療看護学部　加藤尚美

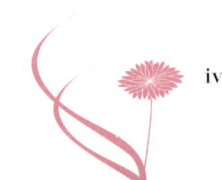

DVDで学ぶ 開業助産師の「わざ」
フリースタイル分娩介助

もくじ

CHAPTER 1

フリースタイル分娩概論　1

1. フリースタイル出産 …………… 2
2. さまざまな分娩体位 …………… 3
   分娩体位の分娩経過への影響（エビデンス）
   ………………………………………… 5
   3つの会陰保護の機能 …………… 9
3. フリースタイル分娩に向けた準備　10
   妊産婦の準備 …………………… 10
   分娩介助者側の準備 …………… 12
4. フリースタイル分娩を断念せざるを得ないとき ………………………… 15
5. 分娩の3要素に対する姿勢の活用 … 16
   産道 ……………………………… 16
   娩出力 …………………………… 18
   胎児およびその付属物 ………… 18

CHAPTER 2

フリースタイル分娩の実際　21

1. 仰臥位での分娩介助 …………… 22
2. 側臥位での分娩介助 …………… 27
3. 四つんばい位での分娩介助 …… 31
4. 椅坐位での分娩介助 …………… 36
5. 蹲踞位（スクワット）での分娩介助
   ………………………………………… 38
6. 立位での分娩介助 ……………… 40

CHAPTER 3

フリースタイル分娩Q&A　43

付属DVD
フリースタイル分娩介助

CHAPTER 1

フリースタイル分娩概論

CHAPTER 1
フリースタイル分娩概論

1 フリースタイル出産

フリースタイル出産とは

- 単に身体の位置（姿勢）が自由なのではない

- 精神的にも自由な心の状態に身を任せる

- 出産者は身も心も自由である

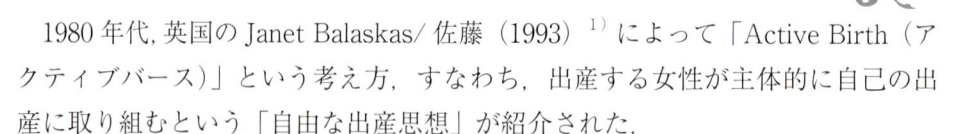

　1980年代，英国のJanet Balaskas/佐藤（1993）[1]によって「Active Birth（アクティブバース）」という考え方，すなわち，出産する女性が主体的に自己の出産に取り組むという「自由な出産思想」が紹介された．

　今日ではActive Birthの概念がさらに発展し，出産においては，単に身体の位置（姿勢）だけが自由なのではなく，精神的にも解き放たれて自由な心の状態に身を任せるという意味をも包含し，自由な出産スタイル＝「フリースタイル出産」としてわが国でも定着しつつある．大切なのは，出産者は身も心も自由であるという一貫した考え方（＝哲学）なのである．

　なお，本書では分娩介助技術について，出産者である女性側からではなく，分娩介助者（専門職者）の立場から概説するため，「出産」ではなく「分娩」という用語を統一して用いている．したがって，分娩介助者（専門職者）がとらえた「フリースタイル分娩」が本書で扱う主要概念である．

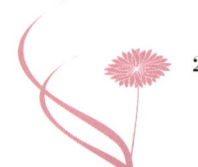

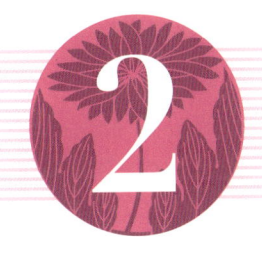

2 さまざまな分娩体位

表1 分娩体位の分類

体幹縦位	体幹横位
立位（standing position）	側臥位（lateral position）
坐位（sitting position）	四つんばい位（knee-elbow position）
蹲踞位（squatting position）	半臥位（semi-recumbent position）
膝位（kneeling position）	仰臥位（dorsal position）

- 出産者に選択肢を提示して，出産者本人が分娩体位を選択できるように支援する

　分娩の体位はさまざまであるが，一般に体幹縦位と体幹横位に大別される（**表1**）．

　体幹縦位は体幹直立位ともいい，躯幹が垂直に近い体位で，立位，坐位，蹲踞位，膝位などがある．また，体幹横位は体幹水平位ともいい，躯幹が水平に近い体位で，仰臥位，側臥位，四つんばい位（膝肘位），腹臥位，半臥位などがある（**図1**）．

　フリースタイル分娩では，先に述べたように「出産者本人が身も心も自由である」ことが大切である．よって，分娩介助者（専門職者）が分娩体位を考慮する際には，出産者にさまざまな分娩体位の特徴を踏まえたうえで選択肢を提示し，最終的には出産者本人が自由に分娩体位を選択できるように支援するのが望ましい．

(1) 膝位

kneeling 1 kneeling 2 supported kneeling 1 supported kneeling 2

resting 1 resting 2

(2) 側臥位

supported side-lying

(3) 坐位

sitting sitting astride

(4) 蹲踞位

squatting hold hanging squatting supported squatting 1 supported squatting 2

(5) 立位

standing leaning standing hold

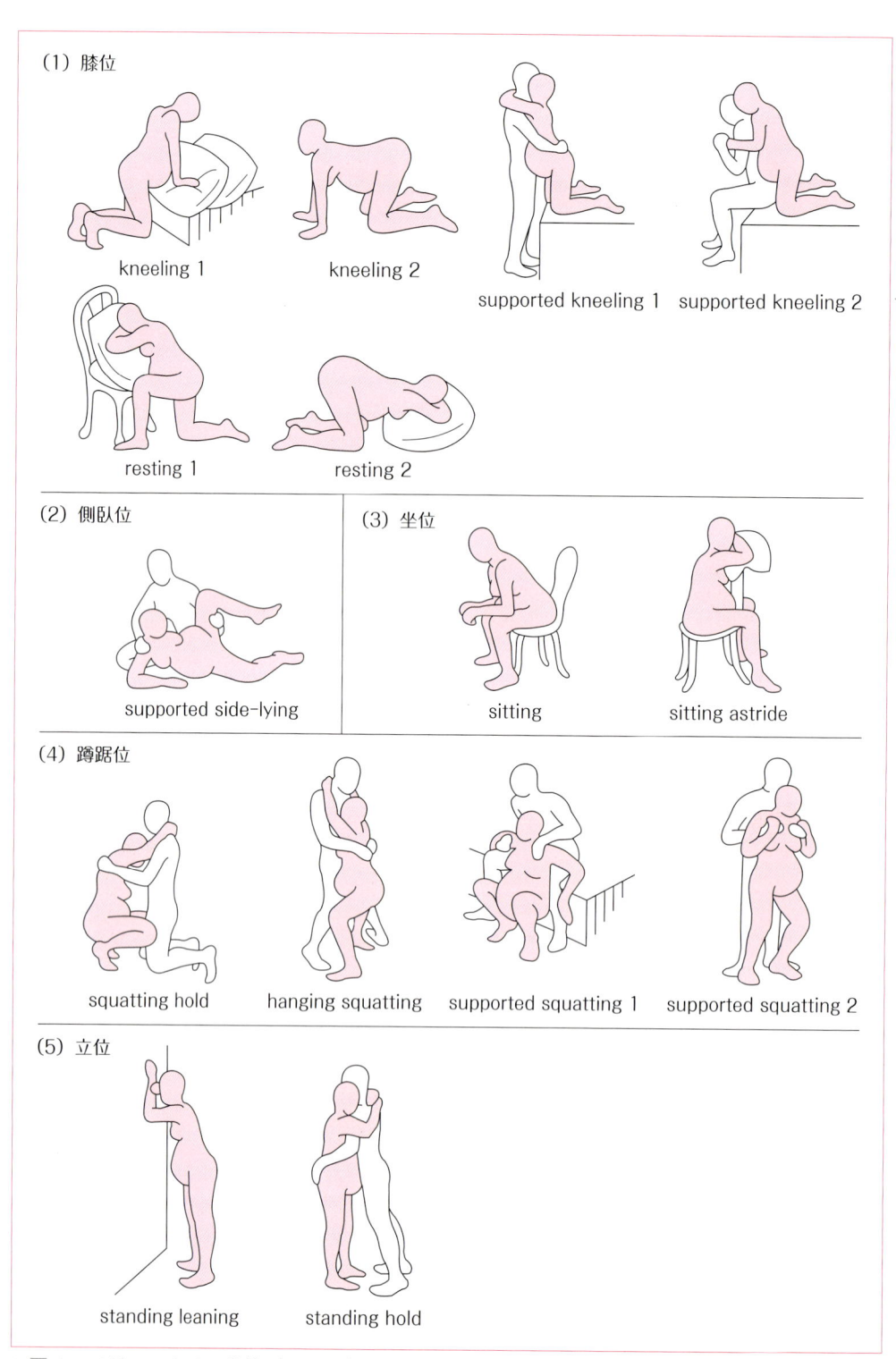

※ 図1　フリースタイル分娩（JIMON）（荒木　勤：改訂第22版 最新産科学．正常編，p.283，文光堂，2008）

4

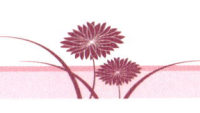

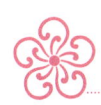

分娩体位の分娩経過への影響（エビデンス）

　分娩体位が分娩経過にどのように影響を及ぼしているのかという点においては，これまで以下に示すように様々な研究成果が公表されてきた．産婦が分娩時に体幹縦位をとるか体幹横位をとるかによって，「子宮収縮」「児頭の骨盤への陥入」「骨産道の応形機能」「胎児の well-being」「会陰に加わる負荷」「産婦が感じる痛み（産痛）」「産婦の満足度」などに影響することが知られている．

▶「子宮収縮」に関しては，Mendez-Bauer（1975）[2] は，**子宮収縮の強さは仰臥位よりも立位のほうが有意に強いことを明らかにしており，分娩所要時間も有意に短い**ことを指摘している．

▶「児頭の骨盤への陥入」に関しては，体位によってドライブ・アングル（胎児軸と母体の脊椎のなす角度：図2）が異なることを理解しておく必要がある．**ドライブ・アングルが広がるほど児頭は骨盤に陥入しやすくなる**．進（1994）[3] は，児頭の陥入の最適位は立位であり，仰臥位よりもドライブ・アングルが拡大することを指摘している．

▶「骨産道の応形機能」とは，骨盤連結部における骨移動により骨産道の形態に変化をもたらす働きのことである．Russell（1969）[4] は仙腸関節の骨移動

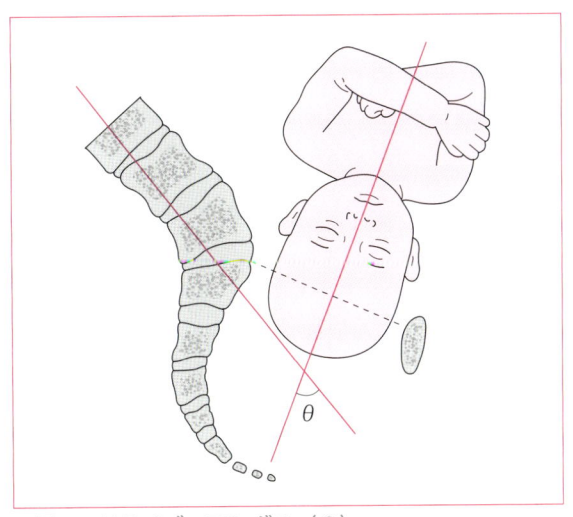

※図2　ドライブ・アングル（θ）

について，仙骨尖の後上方移動（**図3**），仙骨の下方移動（**図4**），寛骨の蝶番運動（**図5**）の3点を明らかにした．

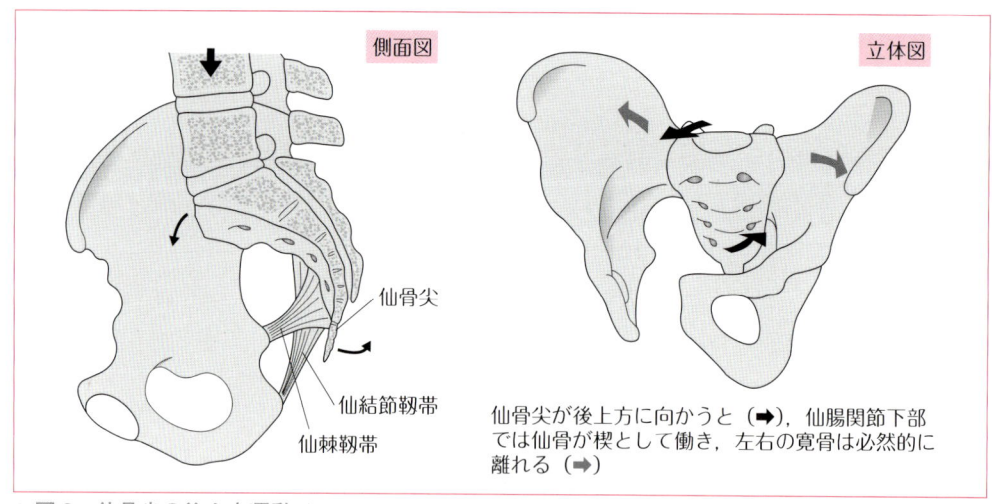

側面図　　　　　　　　　　　　立体図

仙骨尖
仙結節靱帯
仙棘靱帯

仙骨尖が後上方に向かうと（➡），仙腸関節下部では仙骨が楔として働き，左右の寛骨は必然的に離れる（➡）

※ 図3　仙骨尖の後上方運動　（村上明美：フリースタイル分娩の介助技術のポイント．助産雑誌，63（4）：292-295，2009）

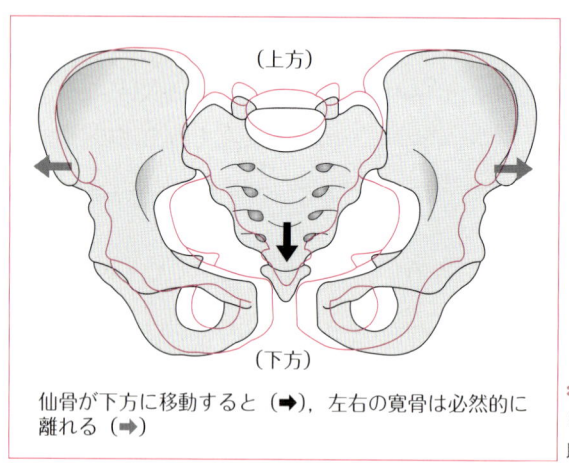

（上方）

（下方）

仙骨が下方に移動すると（➡），左右の寛骨は必然的に離れる（➡）

※ 図4　仙骨の下方移動
（村上明美：フリースタイル分娩の介助技術のポイント．助産雑誌，63（4）：292-295，2009）

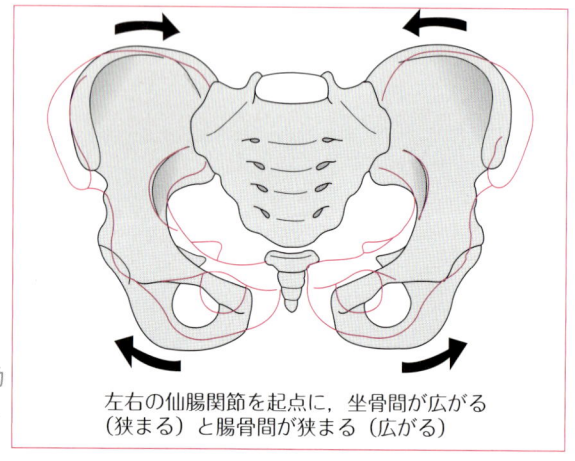

※ 図5　寛骨の蝶番運動
（村上明美：フリースタイル分娩の介助技術のポイント．助産雑誌，63（4）：292-295，2009）

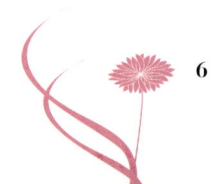

左右の仙腸関節を起点に，坐骨間が広がる（狭まる）と腸骨間が狭まる（広がる）

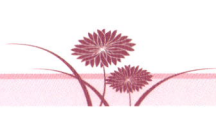

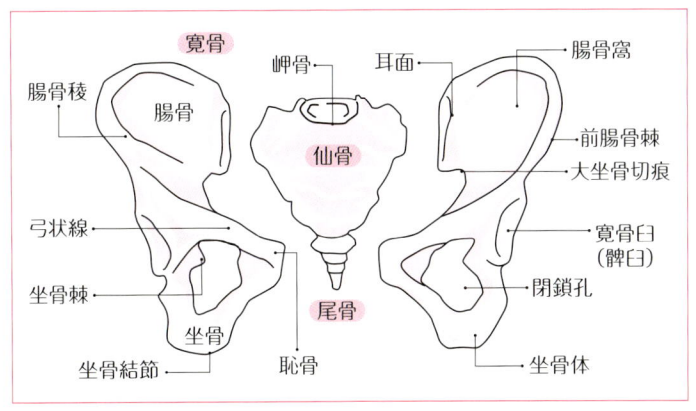

※図6　骨盤を構成する骨

　これらの骨移動に基づき，村上（2000）[5]は，蹲踞位では骨盤出口部が広がること，椅坐位開脚では坐骨棘間が広がること，四つんばい位では骨盤諸経が広がることの3点を明らかにしている．

▶「胎児の well-being」に関しては，Johnstone（1987）[6]や Roberts（1983）[7]は，出生直後の新生児臍帯血液ガス分析値を比較し，臥位よりも坐位のほうが有意に良好な値を示したことを明らかにしている．

▶「会陰に加わる負荷」では，村上（1998）[8]は，分娩体位別に発露時期の外陰部の形状を比較し，側臥位では雨滴形，坐位では楕円形，四つんばい位では円形であることを指摘（図7）し，分娩体位によって会陰に加わる負荷の部位が異なることを明らかにしている．

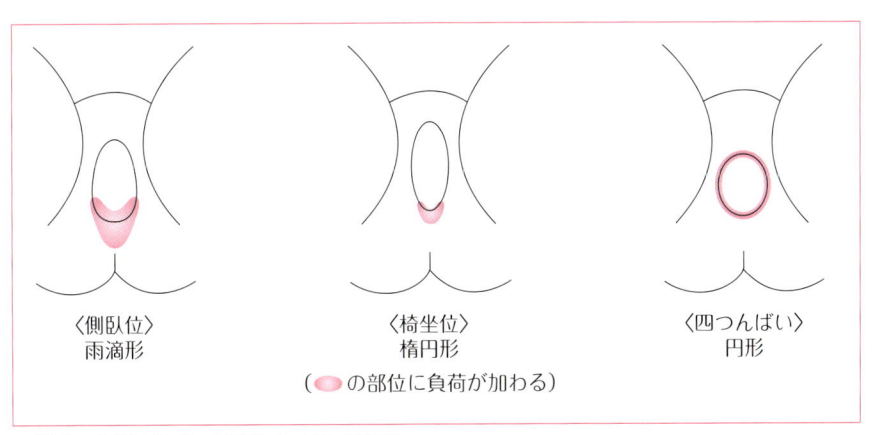

〈側臥位〉雨滴形　〈椅坐位〉楕円形　〈四つんばい〉円形
（　の部位に負荷が加わる）

※図7　負荷が加わる部位と会陰の変化

「体幹を起こす」「大腿を体幹にひきつける」と娩出力が前方へ向かいやすくなる

※図8　姿勢の変化に伴う会陰の変化①

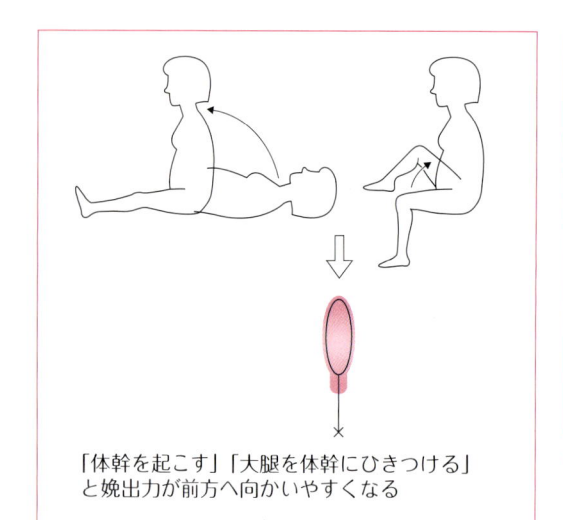

「大腿を開く」と分娩時に加わる負荷が外陰（会陰と陰門）のほぼ全体に分散されやすい

※図9　姿勢の変化に伴う会陰の変化②

　また，村上（1999）[9]は，「体幹を起こす」あるいは「大腿を体幹にひきつける」ことによって，会陰に加わる負荷が前方に向かい（**図8**），「大腿を開く」と外陰全体に負荷が加わる（**図9**）と報告している．

▶「**産婦が感じる痛み（産痛）**」については，Adachiら（2003）[10]は，分娩第1期後半で仰臥位よりも坐位が背部痛を弱く感じることを指摘している．また，Melzackら（1991）[11]は分娩第1期前半で体幹横位よりも体幹縦位のほうが腰背部痛を弱いと感じることが多いと同様な報告をしている．

▶「**産婦の快適さ**」に関しては，Miquelutti（2007）[12]は，臥位よりも坐位のほうが産婦の快適さが高いことを指摘している．

　分娩体位に関する研究は，今後も精力的に進められ，多くのevidenceが明らかにされていくだろう．分娩介助者（専門職者）は，これらの研究成果を日々の実践に活用しながら，「出産者が身も心も自由である」分娩体位とはについて，常に出産者とともに考えながら，出産者の選択肢を広げていく必要がある．

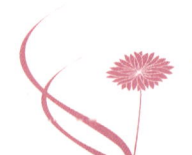

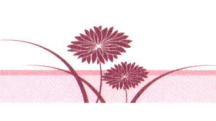

3つの会陰保護の機能

　会陰保護の目的は、「会陰の損傷を予防または軽減し、児の安全な娩出をはかる」ことにある．フリースタイル分娩であっても、この目的は変わらない．

　筆者はこれまで，この目的を達成するための助産師の意図的行為として会陰保護を位置づけ，会陰保護には3つの重要な機能があると主張してきた[9]．それが，①娩出力の方向調整機能，②児頭の娩出速度の調整機能，③胎児の娩出方向の調整機能である．

　まず，娩出力の方向が適切に調整されると，産婦の陰門（腟口）に均等に負荷が加わり，陰門形状は円形に伸展していく．陰門に不均等に負荷が加わった場合，負荷が強く加わった部位に裂傷が生じやすくなるのは当然である．助産師が，陰門に均等に負荷が加わるように娩出力の方向を調整しながら負荷を分散させるようにすると，会陰裂傷の予防をはかることができる．

　次に，児頭の娩出速度が適切に調整されると，会陰組織は時間をかけて軟化していく．陣痛の発作と間歇を繰り返す中で，児頭がゆっくりと陰門を出たり入ったりしながら徐々に会陰組織が柔らかくなるのである．児頭の娩出速度が速いと会陰組織が軟化する前に児頭が陰門から飛び出してしまい，裂傷が生じやすい．助産師が，産婦が強く努責して児頭が一気に飛び出してしまわないように産婦と呼吸を合わせ，児頭の娩出速度を調整しながらゆっくりと娩出させると，会陰裂傷の予防をはかることができる．

　最後に，胎児の娩出方向が適切に調整されると，胎児は骨盤誘導線にそって娩出される．骨産道は大きく前方に彎曲しているため，胎児が重力にまかせて娩出されると会陰に大きな負荷が加わり裂傷が生じやすくなる

　助産師が，胎児の娩出方向を骨盤誘導線に沿うように調整すると会陰裂傷の予防をはかることができる．加えて，娩出した児を置く際にも安全が保証された場所を確保することで，上述した会陰保護の目的にかなう行為となる．

　これら「3つの会陰保護の機能」に考慮した分娩介助を行うと，従来われわれが会陰保護と称している産婦の会陰に手掌をあてる分娩介助者の行為が，全例の産婦には必要とされないことがわかってくる．同時に，産婦がどのような体位で出産しようとも，この「3つの会陰保護の機能」は普遍的に活用できることも理解できるに違いない．分娩介助者は，常に「3つの会陰保護の機能」を有機的に働かせていれば会陰は確実に保護されており，会陰に介助者の手掌があたっていようがいまいが，何ら問題にはならないのである．

CHAPTER 1
フリースタイル分娩概論

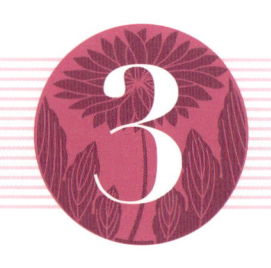

3 フリースタイル分娩に向けた準備

妊産婦
- 妊娠や出産に対して関心を持ち，マタニティライフを楽しむ
- 妊娠・出産の正常経過を維持・促進しようという意思を持つ
- 家族の協力を得ながら，むしろ家族を巻き込んで出産に取り組む
- 分娩介助者との良好な関係性を形成する

分娩介助者
- フリースタイル分娩に対する正確な知識を獲得する
- 妊産婦に対して適切な情報を提供する
- 分娩介助技術を向上させるための経験を積む
- 協働する他職種の理解を得る
- 分娩環境の整備

　フリースタイル分娩を実施するには，妊産婦も分娩介助者も分娩時だけでなく，それ以前からさまざまな準備をしておくことが必要である．以下に，フリースタイル分娩に向けて，妊産婦の準備と分娩介助者の準備をそれぞれ述べる．

妊産婦の準備

妊産婦自身が妊娠や出産に対して関心を持ち，マタニティライフを楽しむこと

　妊産婦は，自分がどのように妊娠期間を過ごしたいのか，どのような出産をしたいのかなど，パートナーや家族とともにイメージ作りをし，それに向けて妊娠中に自身でできる工夫をしたり，バースプランを立てたりしておいてほしい．そ

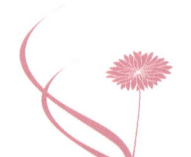

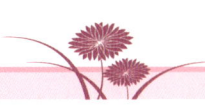

うすることで，マタニティライフを楽しむことができる．それにより，自然と妊娠や出産に積極的・主体的に取り組むことができ，妊娠期間中から自己の身体的変化に対して感受性を高めておくことができる．

　フリースタイル分娩では，妊産婦が自由にふるまうことや体位を変えることの利点について妊産婦自身が「気づく」ことが大切である．たとえば，体位を変えることによってリラックスできたり，産痛を緩和することができたり，努責をかけやすくなったりするが，それに妊産婦自身が「気づくことができる」ことはとても大切である．自分で気づくことができれば，妊産婦は自ら安楽な分娩期の過ごし方を選択できるようになるからである．

　そのためにも，妊産婦は妊娠期に生じる身体的変化に対して細やかな注意を払い，その変化が自分にとって快適なのか，不快なのかに敏感になることが大切である．さらに，不快なときはどのように対処したら不快感を軽減できるのかなどの対処法を知っておくことも大切である．それによって，妊産婦は徐々に身体の感受性を高めることができるようになる．

❀ 妊産婦自身が妊娠・出産の正常経過を維持・促進しようとする意思を持つこと

　当然のことながらフリースタイル分娩は，妊娠・分娩が正常に経過している場合に限って実施可能となる．したがって，妊娠中から分娩・産褥に向けた身体作りに努め，より健康的なマタニティライフを送ることが大切である．

　以前より「出産は病気ではない」とはよくいわれることであるが，フリースタイル出産で「出産者が身も心も自由である」ことを可能にするには，「正常逸脱（病気）を早期発見できる」ようにとか，「正常から逸脱しない（病気にならない）」ように，という心構えだけでは不十分である．

　フリースタイル出産にむけて，妊産婦が出産に適した「より健康的な」身体作りに取り組むことが大切である．積極的に骨盤底筋群や背筋を強化すること，貧血やむくみの予防をしながらバランスよく栄養をとること，ストレスをためず良質な睡眠をとることなど，妊娠・出産の正常経過を維持・促進することができるほど「出産者が身も心も自由である」ことが可能となる．

❀ 家族の協力を得ながら，むしろ家族を巻き込んで出産に取り組むこと

　夫（パートナー），兄や姉になる子ども，実父母，義父母，兄弟姉妹など家族みんなで子どもの誕生を迎えるという意識を高めておく．

分娩介助者との良好な関係性を形成すること

　フリースタイル分娩では，産婦が身体的にも精神的にも緊張の呪縛から解放され，あるがままの自己を表出できることが望ましい．そのためには，分娩介助者に何でも相談できるように，かつ，自分の感情を自己コントロールしながらも自由に表出できるように，妊娠期間中より良好な関係を築いておくことが必要となる．

　出産者が，分娩介助者に対して「気兼ね」や「遠慮」の感情を抱いてしまうような状況は，原因は何であれ，「出産者が身も心も自由である」ことが否定された状況と判断できる．出産者は，妊娠期間中に人間関係を良好に結べる分娩介助者を選択し，その関係を作り，発展させておくことも必要なのである．そのためにも妊娠初期の段階で，分娩介助者になる可能性のある者とよく話し合い，この人となら良好な人間関係が形成できるだろうと確信できるか否かを見極めることが大切である．

分娩介助者側の準備

フリースタイル分娩に対する正確な知識を獲得すること

　分娩介助者は，先に紹介したような分娩体位の分娩経過への影響（evidence）を，事前に理解しておくことが大切である．それぞれの分娩体位の特徴を十分に理解し，それを踏まえて出産者に選択肢を提供して効果的なケアにつなげることができれば，「出産者が身も心も自由である」という環境を作りやすくなる．

　ただ，分娩介助者が「仰臥位分娩はフリースタイル分娩ではない」と考えてしまうのは問題である．フリースタイル分娩の意味は，産婦が身体的にだけではなく，精神的にも解き放たれた状態に自らを任せ，自己を自由に表出しながら分娩するということである．つまり，分娩体位がたとえ仰臥位であろうと，「出産者が身も心も自由である」状態であれば，それはフリースタイル分娩といえる．フリースタイル分娩の概念は，分娩介助者によって決定づけられるものではないことを忘れてはならない．

妊産婦に対して適切な情報を提供すること

　わが国では，未だに「分娩体位は分娩台に乗って仰臥位で」と規定している病院が多く，出産者の多くも仰臥位で分娩することが当たり前と認識していること

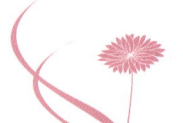

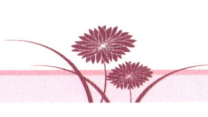

が多い．そのような中で，分娩介助者からいきなり「どのような分娩体位を取ってもよい」と持ちかけられても，戸惑う出産者が多いのは当然である．

　フリースタイル分娩が許されているのであれば，分娩介助者は，妊娠中から分娩体位を自由にしてよいことを出産者に伝えておくべきである．そして，分娩時にどのような分娩体位が選択できるのか，よく選択される分娩体位にはどのようなものがあるのか，それぞれの分娩体位の特徴および利点や欠点は何か，分娩体位を選択する際にどのような分娩環境が提供されるかなど，分娩介助者は事前に出産者に十分な情報を提供し，理解を深めてもらう必要がある．

分娩介助技術を向上させるための経験（見る→まねる→体得する）を積むこと

　フリースタイル分娩の介助者は，先にも述べたように分娩体位が分娩経過にどのように影響を及ぼすのかについての研究成果（evidence）を十分に理解するとともに，それを実践へと活用できなければ意味がない．具体的には，どのような分娩体位であっても胎児や新生児の安全の確保ができること，胎児娩出（児頭回旋）の様子がイメージできること，会陰に加わる負荷を最小限にするような会陰保護の要点がわかること，産婦が努責しやすい体位の工夫ができること，産婦と介助者の呼吸をうまく合わせられることなどである．

　フリースタイル分娩の介助技術を向上させるためには，実際にフリースタイル分娩の介助を見せてもらうことも必要であるが，他には仲間同士でファントームなどを用いながら，シュミレーション・トレーニングを重ねることも効果的であろう．さらに，フリースタイル分娩の介助経験者と共に勉強会を行えば，高い学習効果が得られると考えられる．

協働する他職種（産科医・新生児科医・看護師など）の理解を得ること

　病院や診療所でフリースタイル分娩を実施する場合，分娩を協働して管理する他職種（産科医，新生児科医，看護師など）との連携は欠かせない．何度も十分に話し合い，相互理解したうえで実施することが望ましい．話し合いの中で必ず明確にしておく必要があるのは，フリースタイル分娩が可能となる適応基準である．

　正常から逸脱する可能性が高い場合は，フリースタイル分娩の遂行よりも母体や胎児・新生児の安全性の確保を優先するのは当然である．分娩介助者は，事前に産科医師や新生児科医師と，フリースタイル分娩が可能な範囲や条件，医師と

の話し合いのもとでフリースタイル分娩の可否を決定するグレーゾーンの範囲や条件，フリースタイル分娩が不可能な範囲と条件をどのように定めるのかについて，十分に協議しておくことが必要である．

　分娩を協働して管理する専門職同士が，フリースタイル分娩を同じように理解していなければ，実施していくうえで必ずどこかに歪みが生じ，継続していくことが難しくなる．フリースタイル分娩を強く推進したいと考えるのであれば，その人自身が分娩介助技術を高めることに努力するとともに，他職種の人たちに対してもフリースタイル分娩の利点を理解してもらう努力や，フリースタイル分娩を実際に見てもらって，その良さを実感してもらう努力も惜しんではならないだろう．

分娩環境を整備する

　フリースタイル分娩を実施するためには，分娩環境にも配慮が必要である．手術室に準ずるような無機質な分娩室に，分娩台や吸引器，インファントウォーマー，救急カートなどが無造作におかれている分娩環境では，心も身体も自由になって分娩することが難しい．

　分娩環境を見直すポイントとしては，分娩台の幅，畳スペースの有無，分娩室の広さ（分娩台以外のフリースペースの有無），トイレや浴槽までの距離，分娩補助具（アクティブチェア，分娩スツール，バランスボール，ビーズクッション，ビニールマット，枕，柱，努責紐，ソファ，ポータブルトイレなど）の有無，音楽や照明の調節の度合，アロマの活用の可否などを検討し，可能であれば整備する（ただし，これらが全部そろっていなければフリースタイル分娩の実施が困難というわけではない．幅広い選択肢が提供できるということである）．

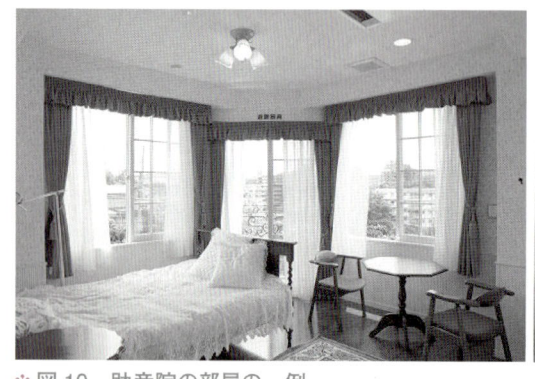

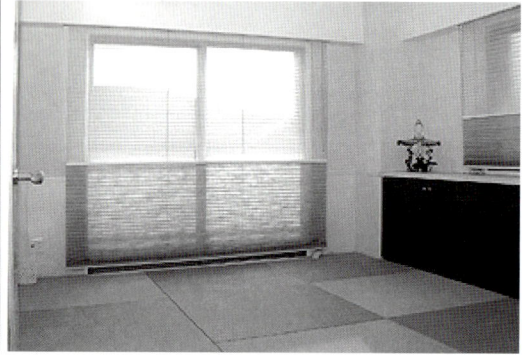

※図10　助産院の部屋の一例

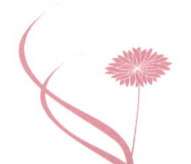

4 フリースタイル分娩を断念せざるを得ないとき

> ### ハイリスクな状況で厳重な医療管理が必要とされるとき
> - 例　母体合併症の悪化，胎児機能不全（non-reassuring fetal status）など
>
> ### 体位の固定が必要なとき
> - 例　急速遂娩，麻酔分娩など

　母子にとってハイリスクな状況が予測され，厳重な医療管理が必要とされるときはフリースタイル分娩の実施は困難となる．

　たとえば，妊娠高血圧症候群や糖尿病合併妊娠などの母体合併症が悪化した際は床上での厳重な薬剤管理が必要になる．また，胎児機能不全（non-reassuring fetal status）や母体疲労等で急速遂娩が必要な際は体位を固定せざるを得ない．麻酔分娩の際も出産者は自分の意思で下肢を動かすことができないため体位の固定が必要になる．

　フリースタイル分娩の実施の可否は，分娩介助者のみが決定するのではなく，出産者の意向を十分に考慮したうえで，協働する他職種（産科医・新生児科医・看護師など）との話し合いによって決められるべきである．

　フリースタイル分娩ができない時も，出産者に対してその必要性を十分に説明し，相互に納得した上で出産に望むことが大切である．安全に出産するためには，厳重な医療管理が必要であり，そのためには分娩体位が制限されてしまうことを出産者が納得できれば，出産者の意思決定や主体性を損なわず，満足度の高い出産体験となるに違いない．

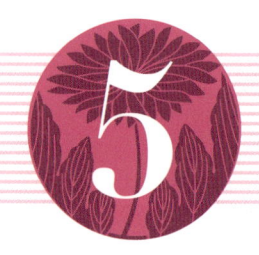

5 分娩の 3 要素に対する姿勢の活用

産道
- 骨産道の形態変化を活用する
- 軟産道に均等に圧力が加わるように調整する

娩出力
- 骨盤誘導線と娩出力の方向を調節する
- 産婦が努責しやすいと感じる体位，努責しにくい体位を活用する

胎児およびその付属物
- 胎児の進入を促す，児頭の回旋を調整する

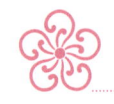

産道

　骨産道は，骨盤の 4 つの骨（左右の寛骨，仙骨，尾骨）から形成され（図 6 参照），4 つの関節（恥骨結合，左右の仙腸関節，仙尾関節）の動きによって，骨産道の形態が変化する．出産者が，立つ，歩く，しゃがむ，腰を振るなど体位を変えるたびに，これら 4 つの関節が動き，骨産道の形態が変わる（図 11，12）．フリースタイル分娩では，出産者が体位を変化させて児頭が骨産道を通過しやすくなるように骨産道の形態変化を上手に活用すべきである．

　軟産道は，児頭に周期的に圧迫されることによって次第に軟化し，伸展性を増す（図 13）．軟産道組織の軟化に必要なのは，周期的に生ずる適度な圧力と時間である．一度に過度な圧力が加わると軟化する前に軟産道に裂傷が生じる．また，

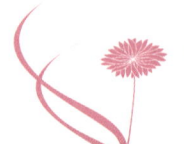

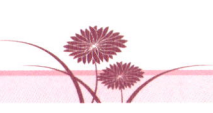

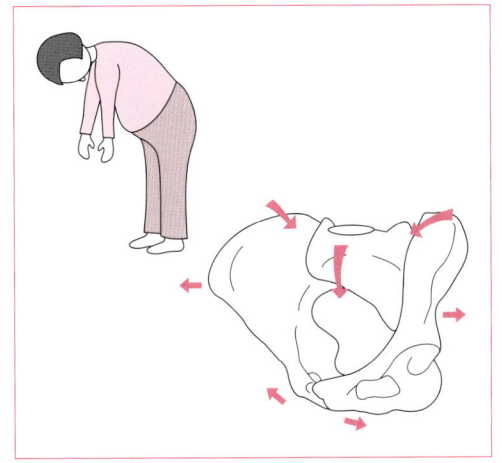

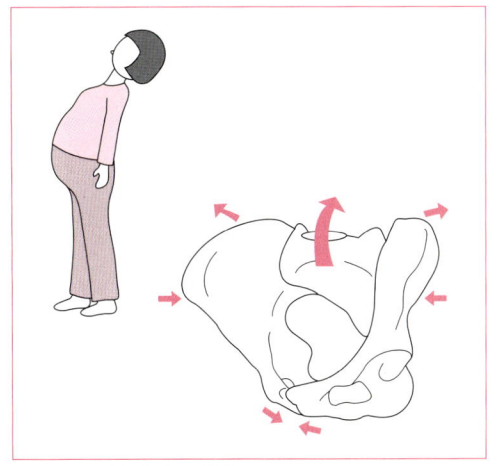

※図11 前屈時の動き

※図12 後屈時の動き

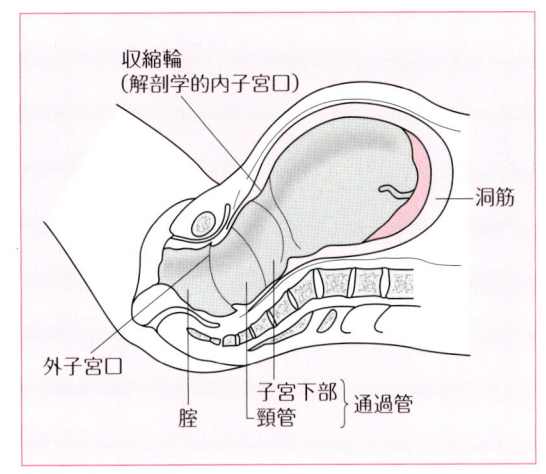

※図13 軟産道
(池ノ上克・他編：NEWエッセンシャル産科学・婦人科学.
第3版, p.335, 医歯薬出版, 2004)

じっくりと時間をかけて圧迫と非圧迫とを繰り返すことにより組織が軟化する．加えて，組織全体が同じように軟化しないと軟産道の一部にのみ負荷が加わり裂傷が生じやすい．したがって，軟産道に均等に圧力が加わるように娩出力を分散させることができれば裂傷は生じにくい．

娩出力

　娩出力は，力の方向（疼痛部位や会陰の伸展部位で推測可能）と強さ（娩出速度で推測可能）に留意する．娩出力がもっとも有効に働くのは骨盤誘導線と娩出力方向が一致して働くときである．

　分娩第1期において，児頭の骨産道への陥入を促進するために体位を工夫する．村上（2000）は，出産者の上体を軽度前屈させたり，開脚した体位にすることで，骨盤上部の横径が拡大することを明らかにしており，このような体位は児頭の骨産道への陥入を助ける．

　分娩第2期後半においては，骨盤出口部が大きく前方に弯曲しているため，骨盤誘導線と娩出力方向が一致しにくい．この時期には出産者が上体を前屈させたり後屈させたりして体位を頻回に姿勢を変えることで，出産者が自ら微妙に娩出力方向を調整して骨盤誘導線に一致させることができる．

　出産者が努責しやすいと感じたり，努責に伴って胎児が降りてくると感じたりする体位では，骨盤誘導線が娩出力方向にほぼ一致していると解釈できる．ただし，出産者が努責しやすいと感じる体位は娩出力が有効に働くため，娩出力も強くなる．すなわち，児頭の娩出速度が速くなるので産道に一度に過度の圧力が加わることになり，裂傷が生じる危険性も高くなる．このように，娩出力がもっとも有効に働くことが分娩進行にとって一番良いとは限らないため，娩出力が強すぎる場合は出産者の呼吸を調整したり，あえて努責しにくい体位をとってもらって努責を逃すことにより会陰裂傷を予防する．

胎児およびその付属物

　出産者の体位と大きく関連するのは胎児の進入および児頭の回旋である．

　陣痛が開始しているにもかかわらず児頭がなかなか骨盤腔内に陥入してこない不正軸進入が疑われるときは，まず産婦にしばらくの間，四つんばいや骨盤高位をとってもらった後，次に上体を起こし座位や立位をとってもらう．これにより児頭が骨盤腔から一度浮上し，再度陥入させることができるため，正軸方向に修正できることが多い（図14）．

　また，児頭の回旋に関しては，児背の位置が上にくるように出産者に側臥位をとってもらい児背の重さを利用して回旋を促したり，あるいは産婦にしばらく四

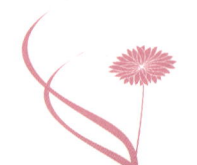

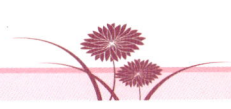

つんばいをとってもらうことで児背を母体の前方に移動させ回旋を促したりすることができる．

児頭を骨盤腔から一度浮上させる　　児背の重さを利用する

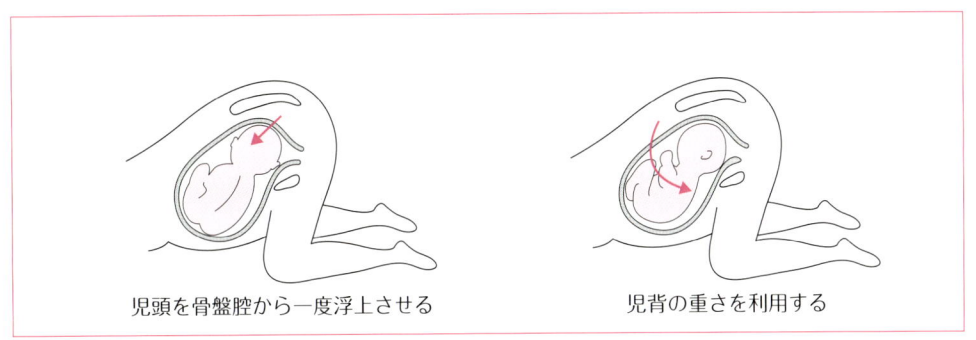

※ 図14　児頭の陥入，回旋の修正

CHAPTER 2

フリースタイル分娩の実際

CHAPTER 2
フリースタイル分娩の実際

1 仰臥位での分娩介助

産婦にとってのメリット
- 緊急時の対応がすみやかに行える

介助者の注意点
- 娩出力の方向と骨盤誘導線が大きくずれるので，会陰裂傷が生じやすい
- 会陰保護においては先に述べた3つの会陰保護の機能を総合的に駆使することが望ましい

　仰臥位分娩は，いまでも多くの病院で行われている．産婦が自ら好んで仰臥位を選択するのであればフリースタイル分娩といえるが，仰臥位しか選択できないのであればフリースタイル分娩ではない．しかしながら，ハイリスク分娩等で，厳重な医療管理が必要とされる場合には，最も医療介入が行いやすい仰臥位分娩が適当である．

　仰臥位分娩では，娩出力の方向と骨盤誘導線が大きくずれるため（図15），産婦にとっては努責しにくい体位であり，かつ会陰裂傷も生じやすい．胎児の娩出にあたっては，分娩介助者は産婦に努責方向を示して有効な努責が行えるように促しながら，産婦の呼吸を調整する．

　胎児娩出にあたっては，主に娩出力の方向調整を行うための会陰にあてる手掌と，児頭の娩出速度を調整するもう一方の手掌との相互作用により，ゆっくりと児頭を娩出させる（図16, 17）．児頭娩出後は自然な肩甲の娩出を待つが，胎児

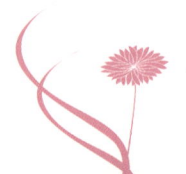

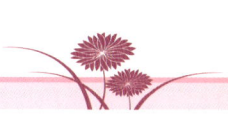

の健康状態によっては,産婦に軽く努責させながら意図的に前在,後在を娩出し,速やかに躯幹を娩出する(**図18**).新生児の健康状態がすぐれないときは,直ちに蘇生などの処置に取りかかる.

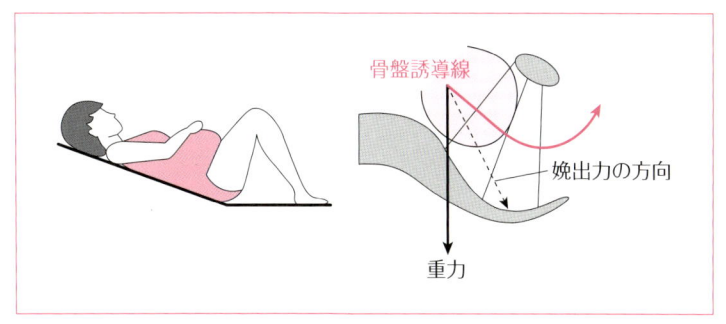

※図15 仰臥位分娩での娩出力方向

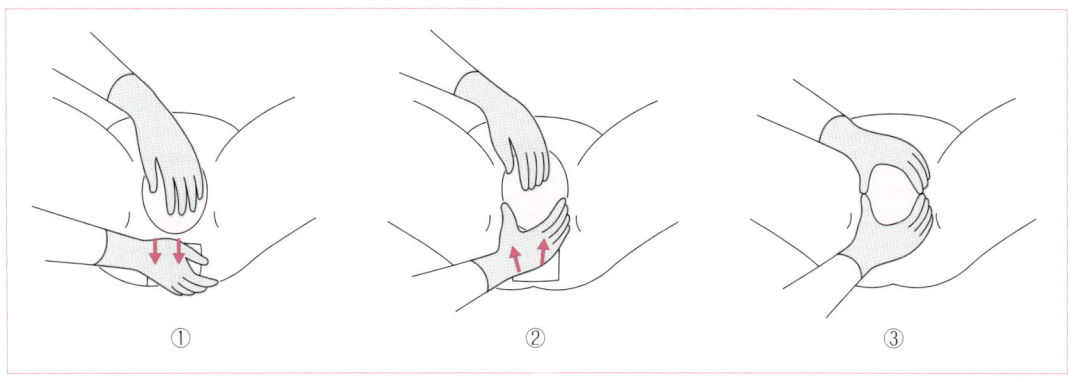

※図16 会陰保護と児頭娩出時の手のあてかた
　①会陰保護の手を下げる方法
　②会陰保護の手を上げる方法
　③筒をつくるように手を沿える方法

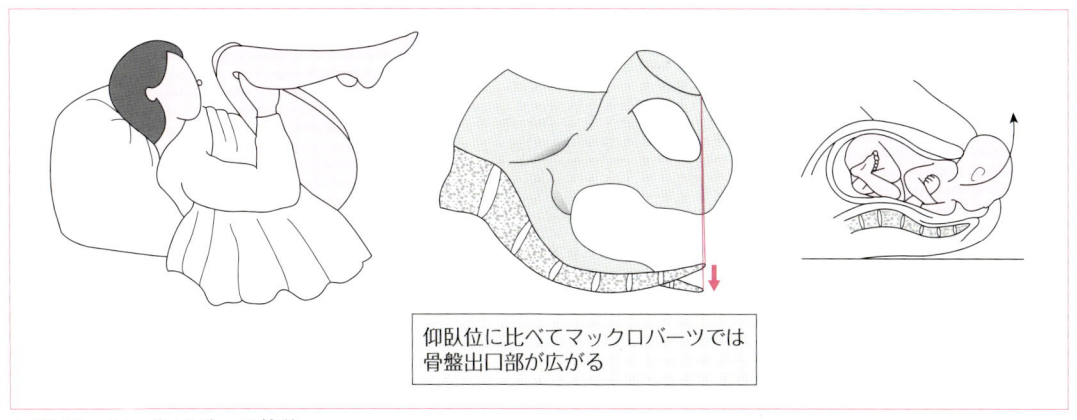

仰臥位に比べてマックロバーツでは骨盤出口部が広がる

※図17 マックロバーツ体位

〈正面〉　　　　　　　　　　　　　〈側面〉

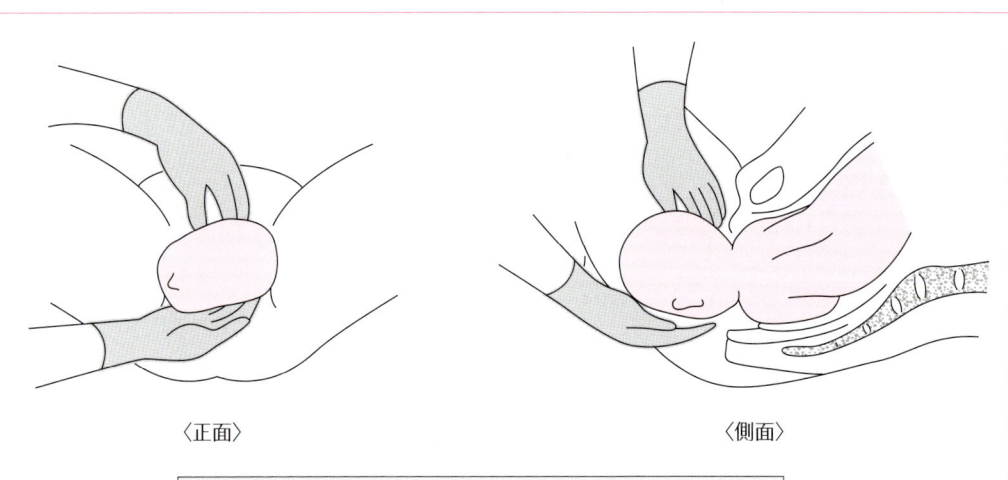

肩甲の娩出　児頭が娩出したら，肩は無理に出そうとしなくても自然な回旋により，次の陣痛で娩出する．

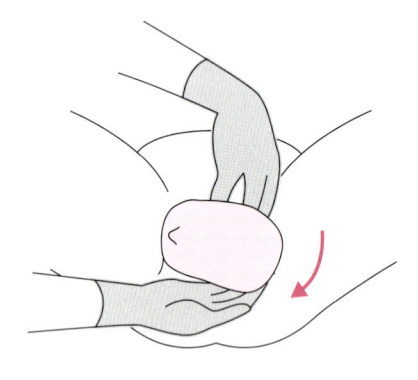

躯幹の娩出　回転させるようにしながら，骨盤誘導線に沿って娩出させる．

肩をはさむように持って回転させるようにしながら，

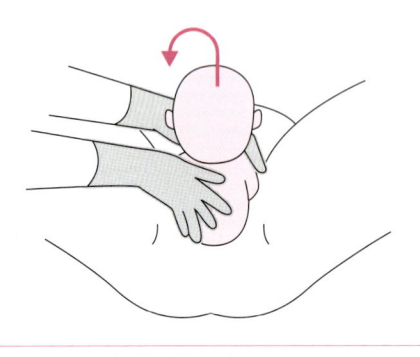

骨盤誘導線に沿って娩出させる．

※図18　肩甲，躯幹の娩出法

view DVD

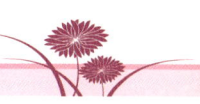

仰臥位分娩
Case 1のビューポイント
- 産婦の努責と児頭の娩出方向・娩出速度との調和をはかる
- 胎児の肩甲は，児頭娩出の次の陣痛を待って自然に娩出させる

00：20：38

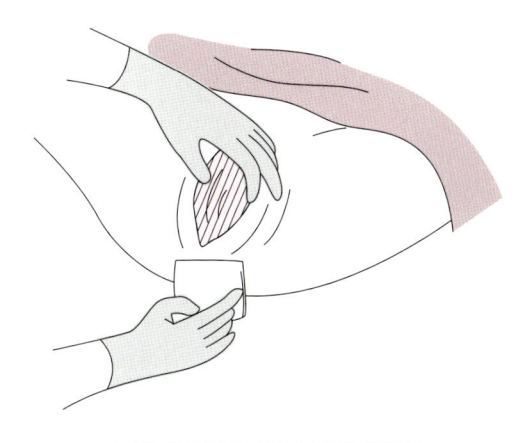

時間をかけて会陰の伸展をまつ

00：21：43

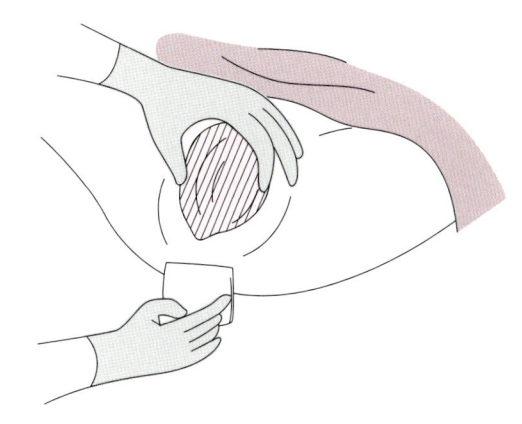

児頭の娩出速度と娩出力の方向を調整する

00：24：38

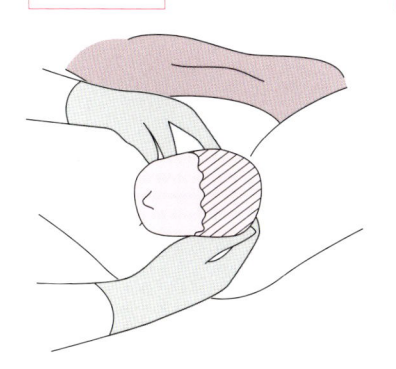

両肩をはさむように持つ

00：24：40

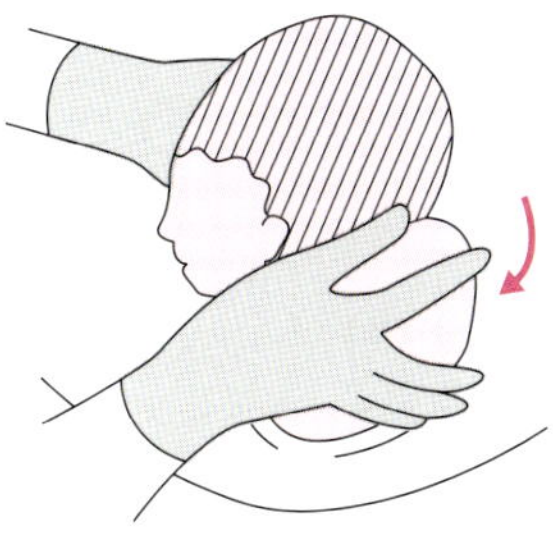

00：24：43

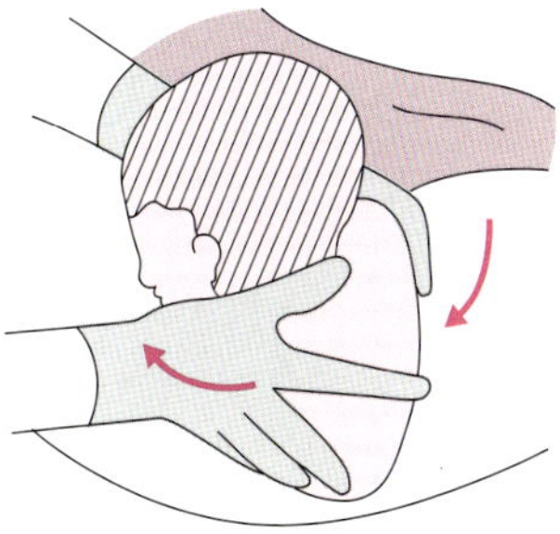

回転させながら骨盤誘導線に沿って児を娩出させる

CHAPTER 2 フリースタイル分娩の実際

view DVD

仰臥位分娩
Case 2のビューポイント
- 時間をかけて，ゆっくりと胎児の下降を待ち，会陰の軟化を促進する
- 会陰保護は，会陰の伸展を妨げないように手掌をあてる

01：06：32

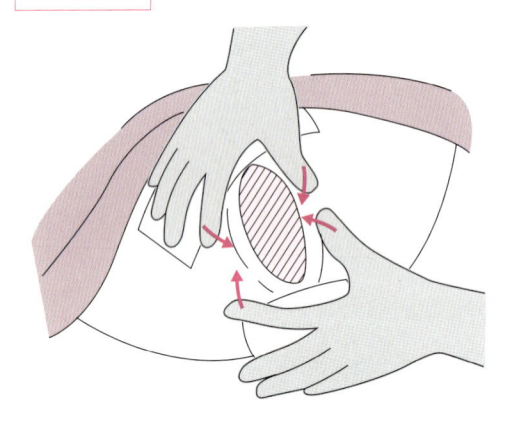

児頭を軽く触れる感じでおさえ，速度を調整している

01：08：25

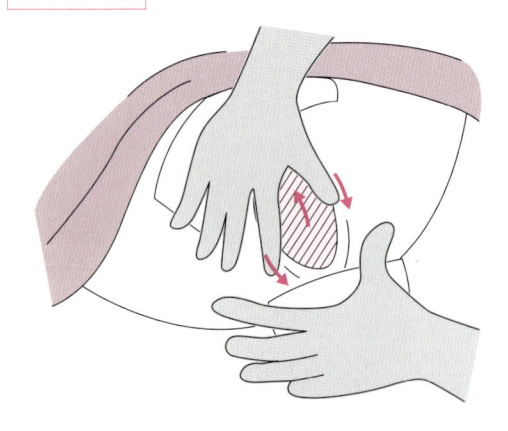

娩出力の方向と児頭の娩出速度を調整する

01：11：05

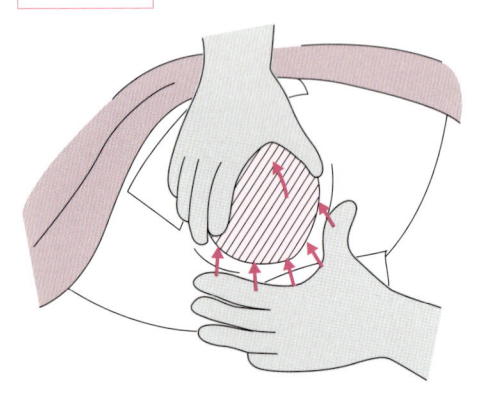

会陰全体を押し上げるように保護しながらゆっくりと児頭を娩出させる

01：11：15

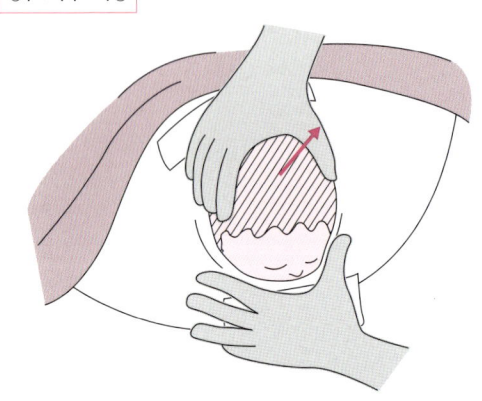

児の顔が出るときには会陰保護の手に力は入れない

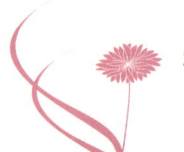

2 側臥位での分娩介助

産婦にとってのメリット

- 産婦の疲労が強い時に安楽を感じる
- 腰痛が強い時に他の体位に比して痛みが緩和される

介助者の注意点

- 娩出力の方向と骨盤誘導線が大きくずれる時に，娩出力が直接加わる会陰下方部に裂傷を生じやすいため娩出力の方向を骨盤誘導線方向へと押し上げるように調整する

側臥位は産婦が腰痛を強く訴えるときなどに好んで選択される体位である．
側臥位では骨盤誘導線は水平に位置し，胎児重力は垂直方向に働くため，娩出力方向が骨盤誘導線と大きくずれる（図19）．したがって側臥位は産婦にとって

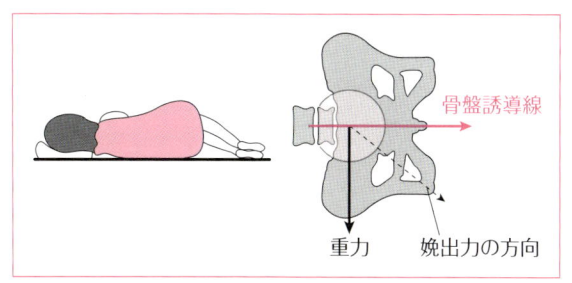

※図19　側臥位分娩での娩出力方向

いきみやすい体位とはいえない．産婦が有効な努責感覚をつかめないような場合には，分娩介助者は努責方向を示して有効な努責が行えるよう促すことも必要となる．

　胎児の娩出にあたっては，分娩介助者は児頭と肛門を左右の手指で軽く圧し，児頭の娩出速度と娩出方向を調整しながらゆっくりと児頭を娩出する（**図20**）．児頭娩出後は自然な肩甲の娩出を待ち，両上肢が1/3ほど娩出されたら骨盤誘導線に沿って躯幹を母体の腹部の方向へと娩出する．

　あえて下肢を大きく開脚させる必要はないが，産婦の上側の下肢が不安定で産婦がいきみにくさを訴える場合には，他者がその下肢を支えて屈曲させるなど，いきみやすい体位を維持できるように配慮する（**図21**）．

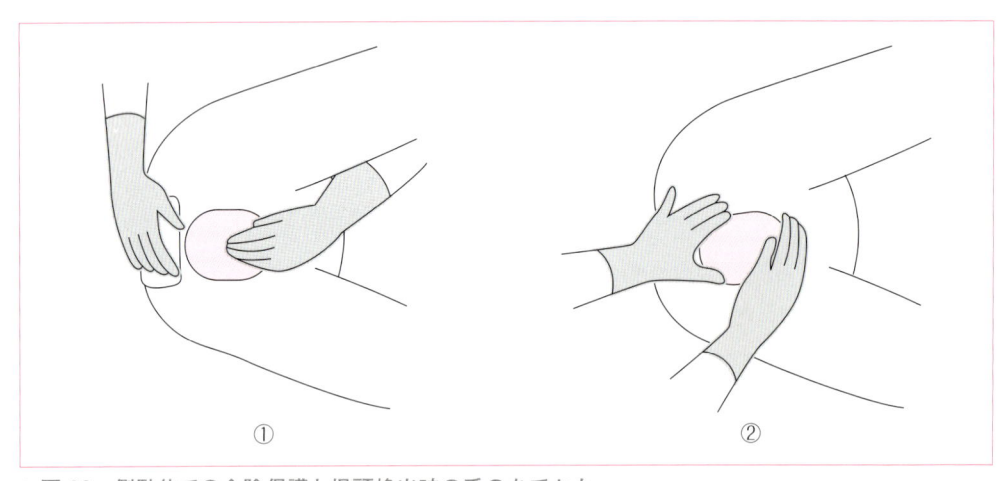

① ②

※ 図20　側臥位での会陰保護と児頭娩出時の手のあてかた

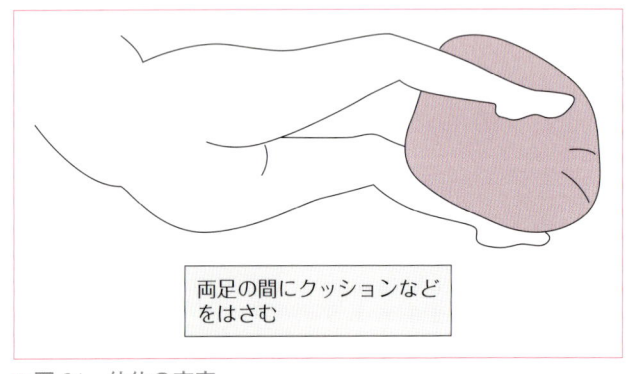

両足の間にクッションなどをはさむ

※ 図21　体位の安定

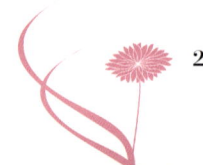

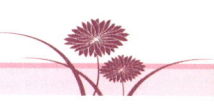

view DVD

側臥位分娩
Case 3のビューポイント
- 産婦の体位が安定するように，助産師がいる位置を決定する
- ゆっくりと時間をかけて，会陰の軟化を促進する
- 産婦の呼吸をコントロールする

01：11：53

助産師の位置と介助姿勢

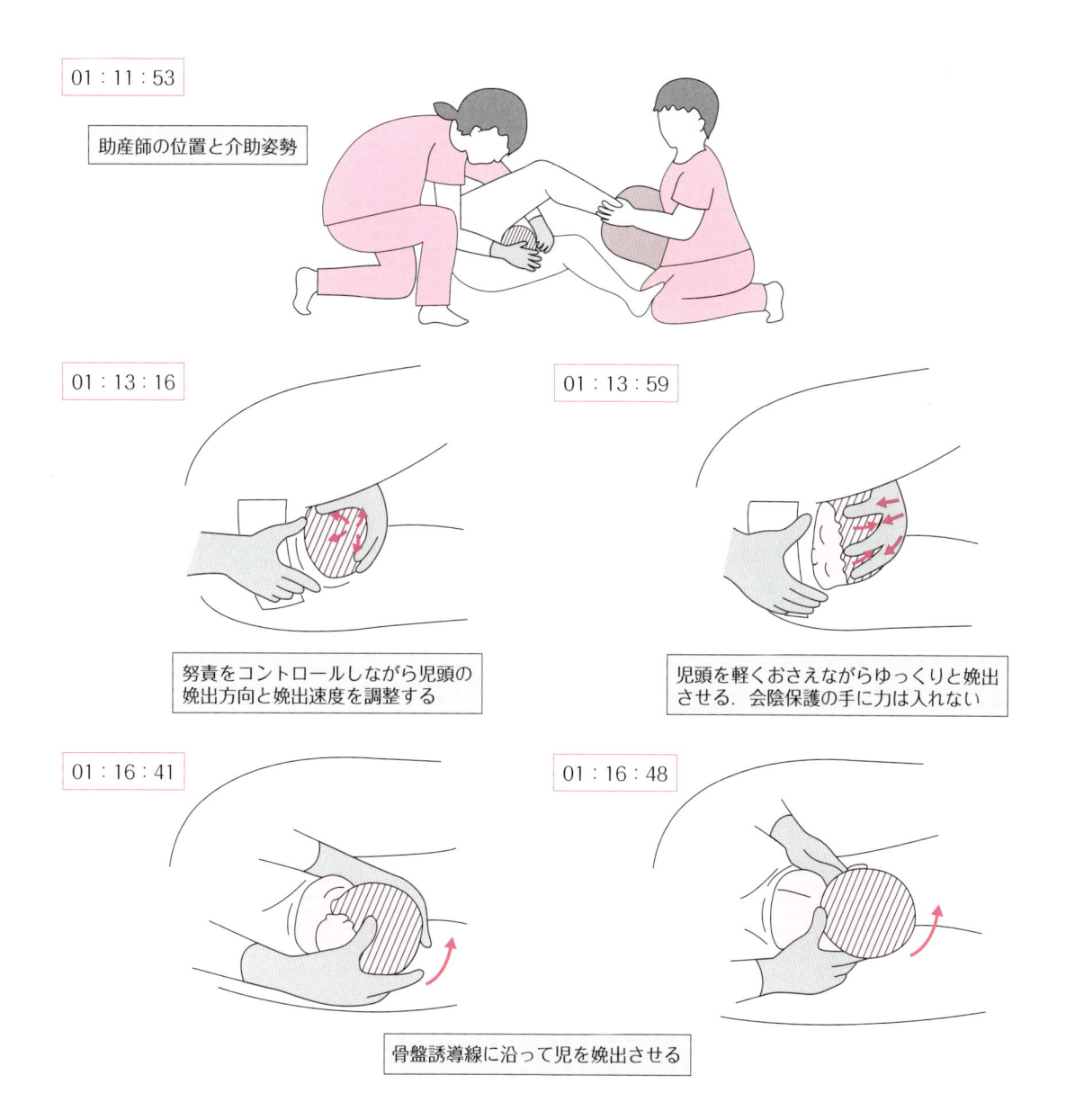

01：13：16

努責をコントロールしながら児頭の娩出方向と娩出速度を調整する

01：13：59

児頭を軽くおさえながらゆっくりと娩出させる．会陰保護の手に力は入れない

01：16：41

01：16：48

骨盤誘導線に沿って児を娩出させる

CHAPTER 2　フリースタイル分娩の実際

view DVD

側臥位分娩
Case 4のビューポイント
- 急速な分娩進行状況を産婦に説明し，冷静な対応を促進する
- 産婦の体位が定まらない場合にも，助産師が落ち着いて対応する

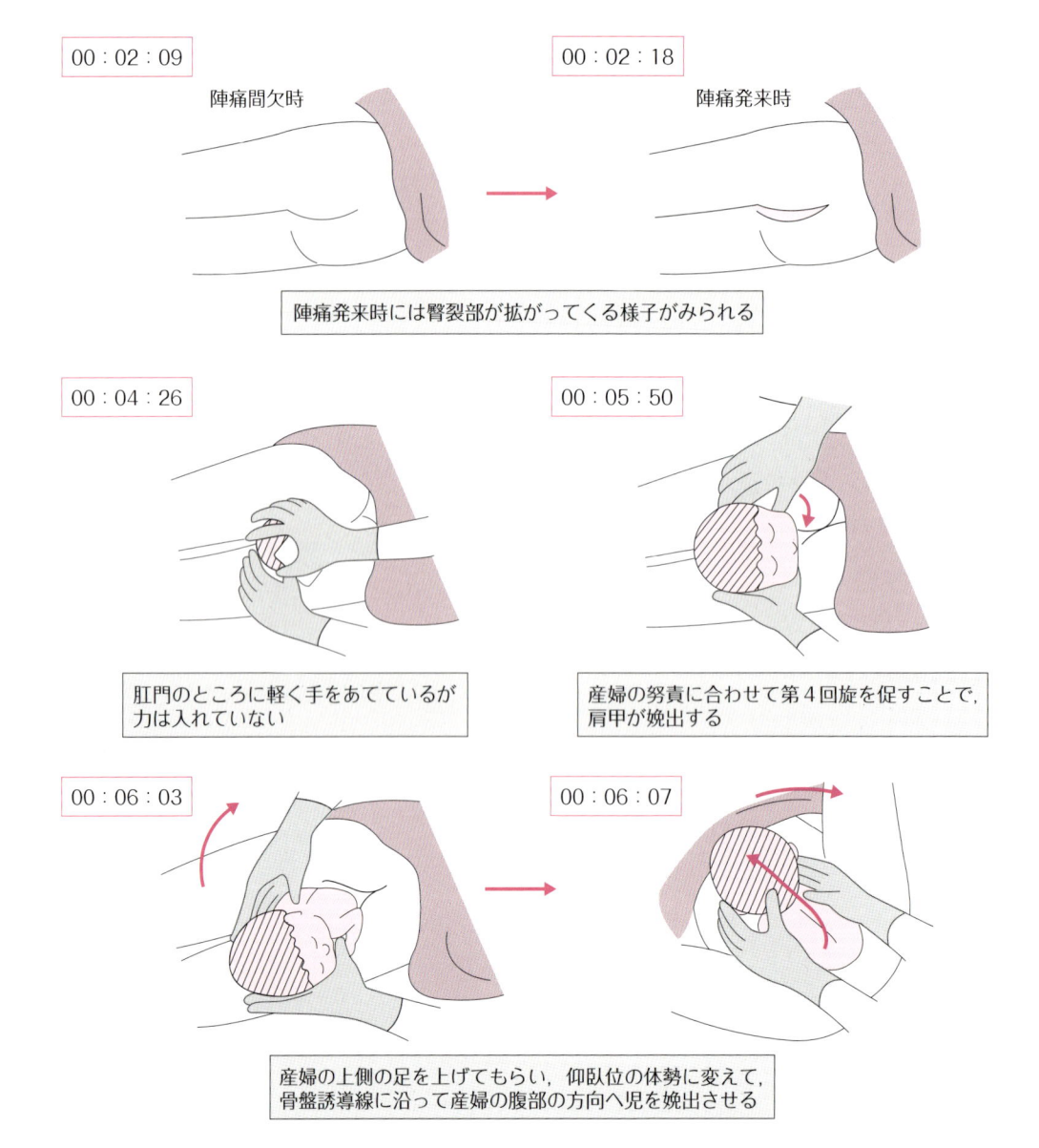

00：02：09　陣痛間欠時　→　00：02：18　陣痛発来時

陣痛発来時には臀裂部が拡がってくる様子がみられる

00：04：26

肛門のところに軽く手をあてているが力は入れていない

00：05：50

産婦の努責に合わせて第4回旋を促すことで，肩甲が娩出する

00：06：03　→　00：06：07

産婦の上側の足を上げてもらい，仰臥位の体勢に変えて，骨盤誘導線に沿って産婦の腹部の方向へ児を娩出させる

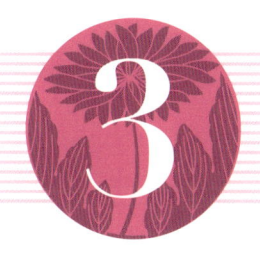

3 四つんばい位での分娩介助

産婦にとってのメリット

- 産婦が自ら陣痛の強度を調整（弱くする）できる
- 腰に負担がかからないので腰痛を緩和できる

介助者の注意点

- 娩出力の方向と骨盤誘導線が一致しやすいので，会陰には均等に圧が加わりやすい．しかし，努責しやすいため児頭の娩出速度を調整しないと会陰裂傷が生じやすい
- 長時間の同一体位は四肢に負荷がかかりやすい
- 胎児が高い位置で娩出されるので安全な娩出場所を確保する

　四つんばい位は腹筋が緩みやすく，上体を前傾させて骨盤を高くすると陣痛が弱くなるため，急速な分娩進行や陣痛が過強気味のときに好んで選択される体位である．

　しかし，児頭娩出時には，四つんばい位は骨盤誘導線と胎児重力および娩出力方向が一致しやすいため産婦は努責しやすく，娩出力も有効に働く（図22）．だからこそ産婦の呼吸を整えるなどして児頭の娩出がゆっくりと行えるように速度を調節しないと，軟産道が軟化する前に会陰に負荷がかかり，会陰裂傷が生じてしまうことがある．言いかえれば，会陰の軟化を待って児頭の娩出がゆっくり行われれば，会陰に加わる負荷は小さいため裂傷は生じにくいのである．また，四

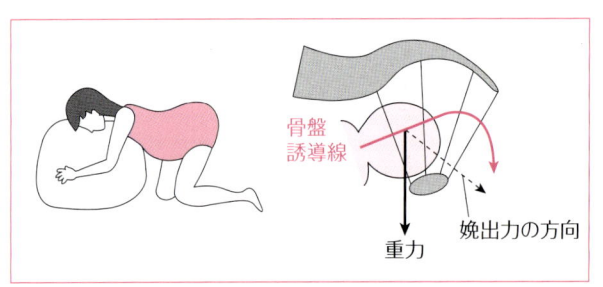

※図22　四つんばい分娩での娩出力方向

つんばい位では胎児が床から高い位置で娩出されるため，分娩介助者は新生児の落下には十分に注意し，安全確保に心がける必要がある．
　また，四つんばい位を長くとっていると，産婦が肘痛や膝痛を訴えることがあるため，長時間の同一体位は避けたほうがよい．

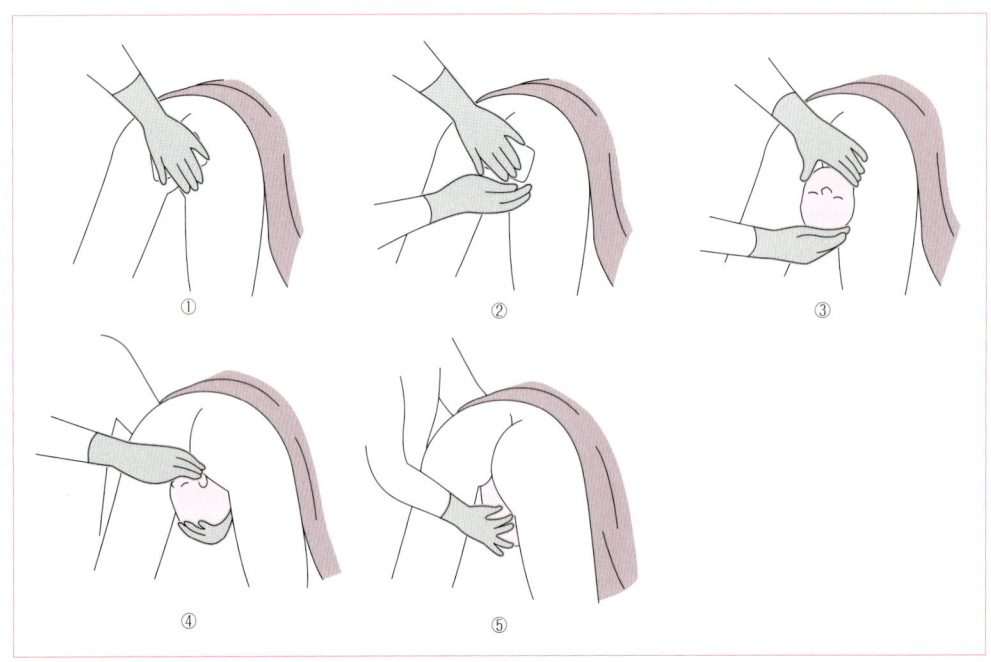

※図23　四つんばい分娩での介助方法
　　　①会陰保護はとくにしなくてもよい
　　　②児頭の娩出方向と娩出速度をコントロールしながら，ゆっくりと会陰の伸展をまって児頭を娩出する
　　　③児頭娩出．下の手は児頭を支えておく
　　　④児が産婦の大腿の方へ回旋する
　　　⑤産婦の身体の前方へ向けて娩出させる

四つんばい分娩
Case 5のビューポイント
- 胎児の娩出速度を調節する産婦の呼吸コントロールと体位の調節を行う
- 骨盤誘導線に沿った体幹娩出法

00:35:40

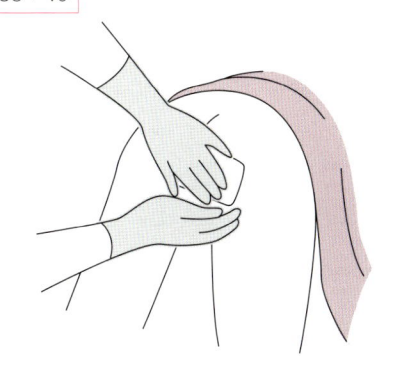

下の手で児頭の娩出速度を調整しながら，時間をかけて会陰の伸展を待つ

00:37:02

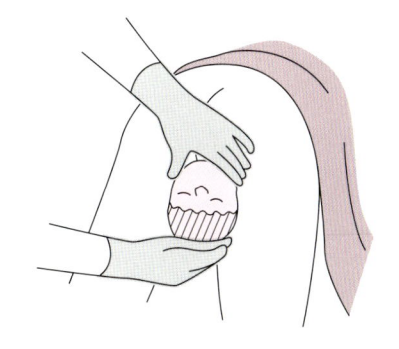

児頭娩出．躯幹娩出に備えて助産師が姿勢を変える

00:38:22

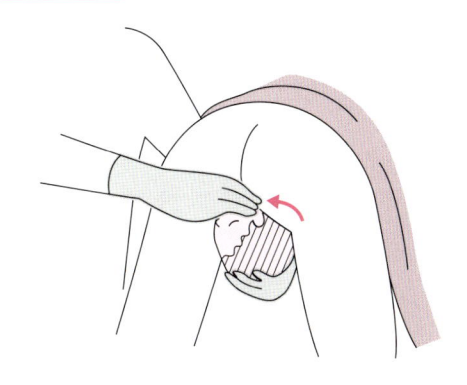

児頭娩出の後の陣痛を待つと自然な力で肩甲が娩出される

00:38:30

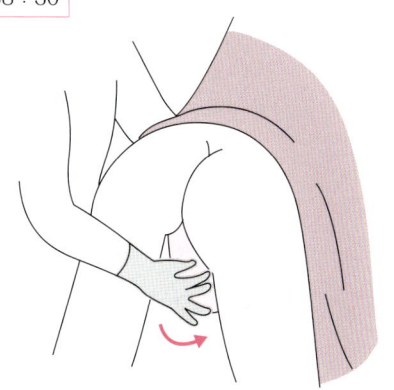

産婦に身体を起こしてもらうのと合わせて，前方へ児を送るように娩出させる

view DVD

四つんばい分娩
Case 6 のビューポイント
- 産婦の呼吸をコントロールし，児頭の娩出速度を調節する
- 骨盤誘導線に沿った体幹娩出が困難な場合の娩出法

01：34：05

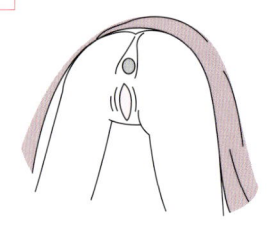

排臨になると児頭の下降により肛門が3cm程度哆開する

01：36：55

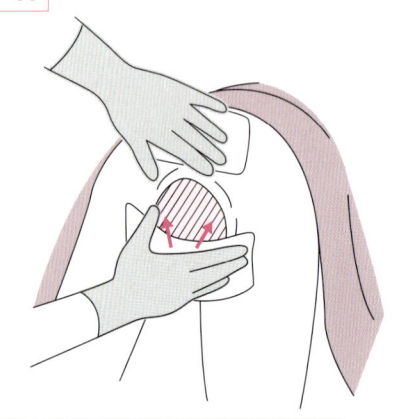

下から当てている手の方で，児頭の娩出速度をコントロールしている

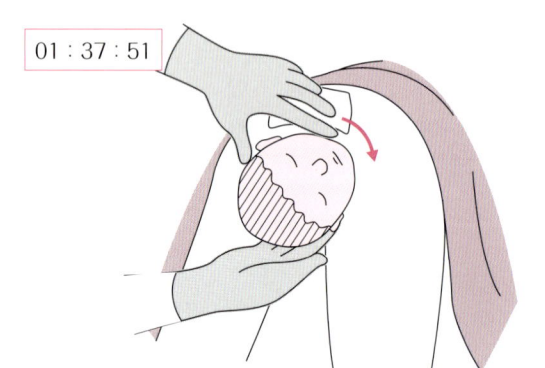

01：37：51

第4回旋を促しながら肩甲を娩出する

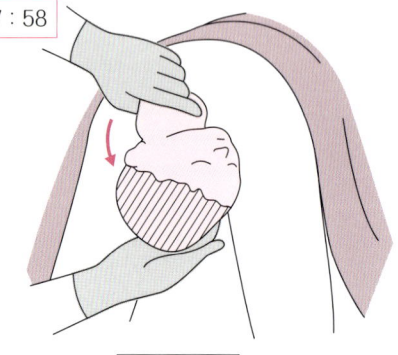

01：37：58

前肩が娩出

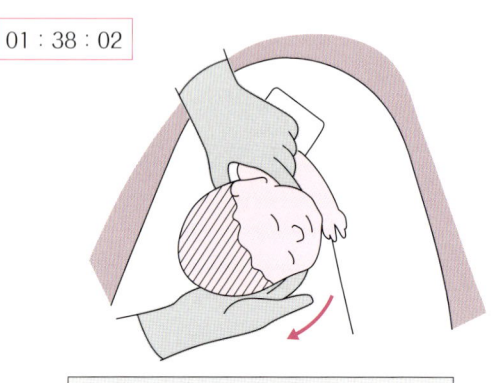

01：38：02

産婦の身体の前方へ娩出できないので，一度手前の方向へ児を娩出させてから産婦に受けてもらう準備をする

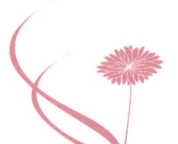

> view
> DVD

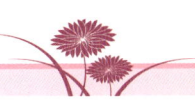

四つんばい分娩
Case 7のビューポイント
- 産婦の選択する分娩体位に助産師が合わせて対応する
- 時間をかけて児の下降を待つことで，会陰，周辺組織の軟化をはかる

01：45：43

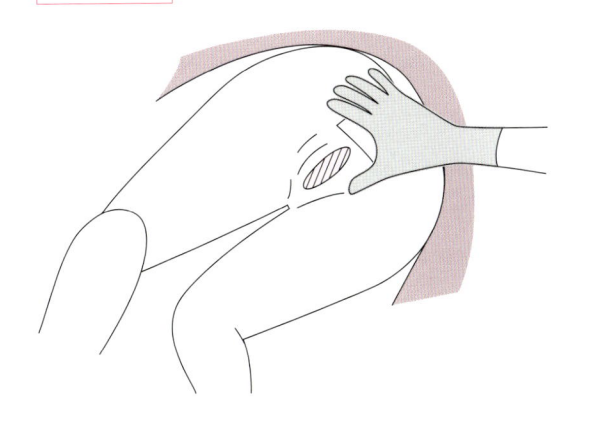

産婦は側臥位でいるため，背中側に助産師が位置して介助している

02：09：50

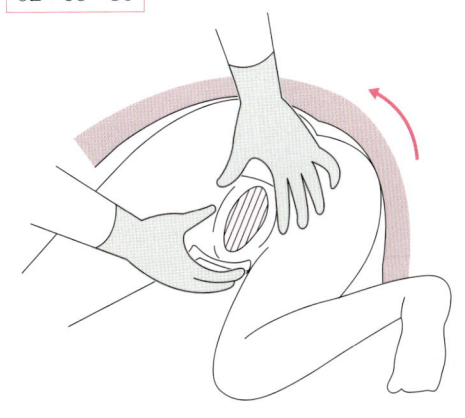

分娩進行にともない，産婦が四つんばいの体位をとることが多くなってきたため，介助の位置を変更して対応する

02：12：22

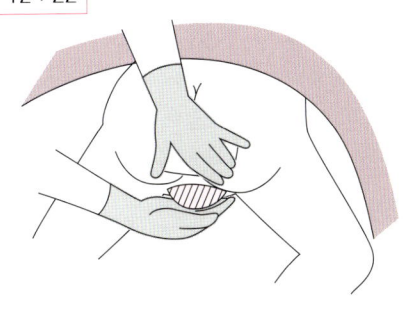

児頭を下から支えて，産婦の呼吸をコントロールして娩出速度を調整する

02：12：58

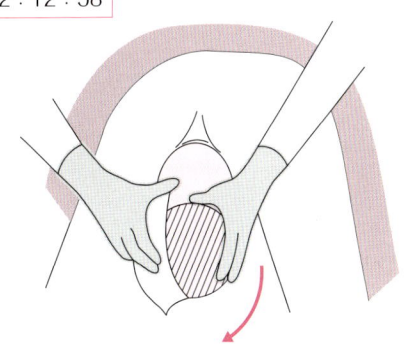

児を娩出させる高さが足りないので，前方へ児を娩出させている

CHAPTER 2　フリースタイル分娩の実際

4 椅坐位での分娩介助

産婦にとってのメリット

- 娩出力に胎児重力が加わるため分娩進行が促進される
- 産婦が有効な努責方向を把握しやすく胎児娩出感覚を感じやすい

介助者の注意点

- 分娩進行が緩徐な時に有効であるが，娩出力が急激に増強し，かつ会陰交連部に集中して圧が加わるため大きな会陰裂傷を生じやすい
- 娩出力の方向調整と児頭の娩出速度の調整が重要である

　椅坐位は胎児重力を娩出力に付加して活用できるため，陣痛が弱いときや児頭がなかなか下降せず分娩進行が緩徐なときに好んで選択される体位である．
　しかし，分娩第2期に椅坐位を長時間とっていると外陰部に浮腫が生じやすく会陰の伸展が阻害され裂傷が生じやすくなるため，分娩第2期での長時間の椅坐位は避ける．また，上体横位から椅坐位に体位変換すると一気に陣痛が強くなって分娩が急速に進行し，かつ会陰交連部に過度に負荷が加わるため会陰裂傷が生じやすい．分娩介助者は，産婦の上体を前傾させつつ呼吸や努責を上手に調整して産道の軟化を待ち，Ritgen変法などを用いながら児頭の第3回旋を助けることに集中して児頭を娩出させると会陰裂傷の予防を図ることができる（図24）．

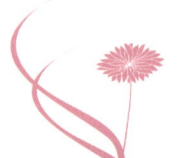

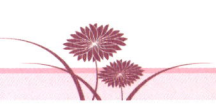

また，胎児が床から高い位置で娩出されるため，新生児の落下には十分に注意し，安全確保に心がける．

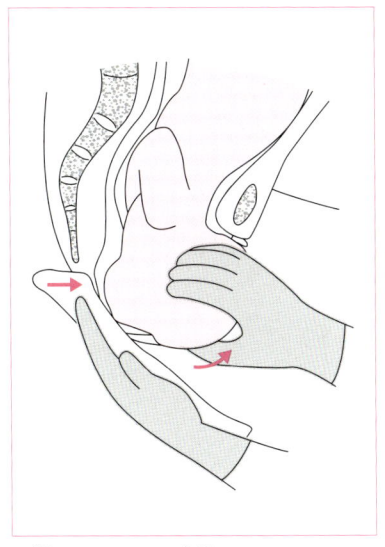

※図24　Ritgen 変法

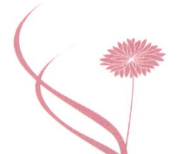

5 蹲踞位（スクワット）での分娩介助

産婦にとってのメリット

- 骨盤出口部が大きく拡大するため，分娩第2期後半の児頭娩出のときに有効である

介助者の注意点

- 長時間同一体位をとると不安定で疲労感が増強し，会陰部浮腫が生じるので短時間のみとする
- 必ず産婦の体幹を支えるサポーターが必要である
- 大腿を体幹にしっかり引きつけて努責すると有効である

　児頭がなかなか下降せず分娩進行が緩徐なときに，骨盤出口部を最大限に拡大できる蹲踞位が効果的である．ただし，産婦一人で体位を維持するのは難しいため，産婦に手すりなどを掴ませたり，分娩介助者以外の誰か（夫や助産師など）が産婦の両脇を抱えたりして体位を安定させる．また，分娩第2期に蹲踞位を長時間とっていると外陰部に浮腫が生じやすく会陰の伸展が阻害され裂傷が生じやすくなるため，陣痛間欠時には他の体位を取らせるなどの配慮を行う．

　蹲踞位は，骨盤誘導線と胎児重力および娩出力方向が一致しやすいため産婦は努責しやすく，娩出力も有効に働く．産婦の呼吸で児頭の娩出速度が調整されれ

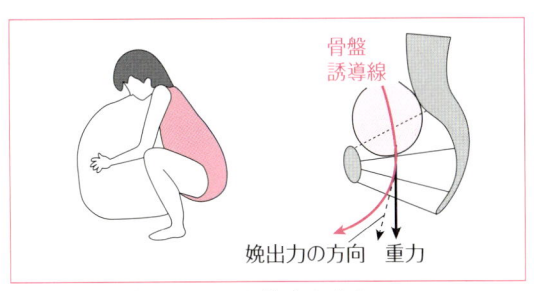

※図26 スクワットでの娩出力方向

ば，分娩介助者は児頭を軽く圧する程度で，胎児は自然に産み落とされるように娩出する（**図26**）．その際，産婦が娩出途中の児を抱き上げるように受け止めれば，骨盤誘導線に沿った娩出となる．

ただし，蹲踞位は産婦が努責しやすいがゆえに強い娩出力が胎児に加わりやすく，胎児の well-being が損なわれることがあるため，蹲踞位で長時間努責を続けることは好ましくない．

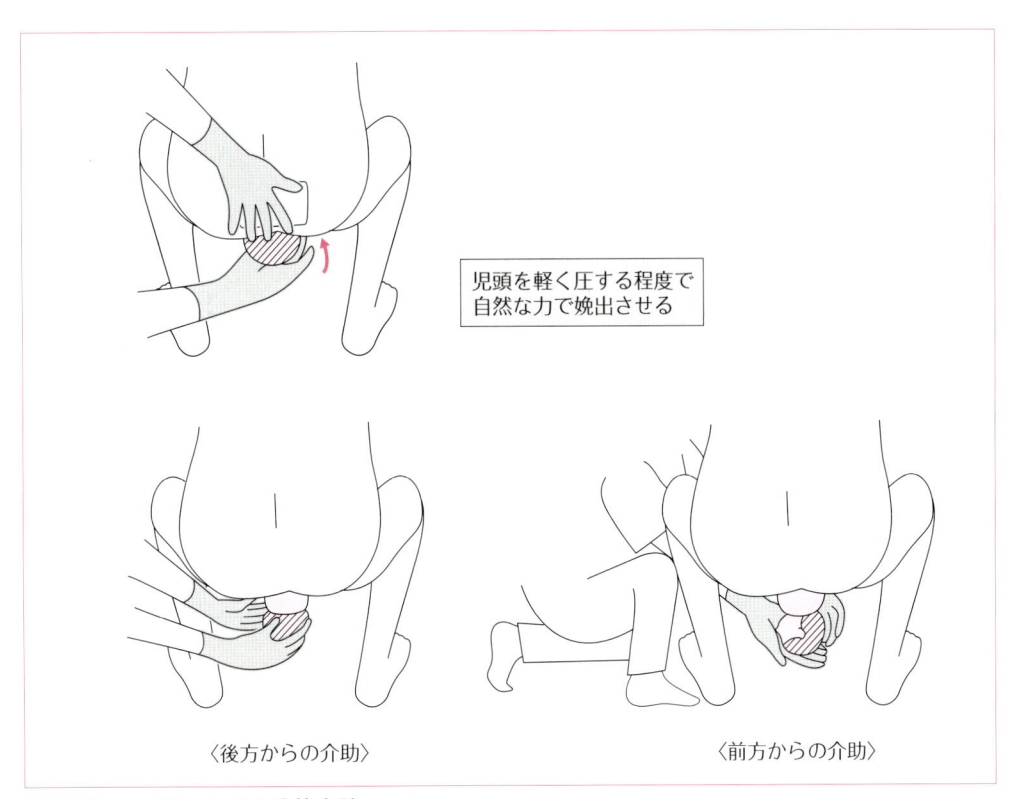

※図27 スクワットでの分娩介助

6 立位での分娩介助

産婦にとってのメリット

- 立位は座位よりもさらに胎児重力を活用でき，娩出力が増強し分娩進行を促進できる

介助者の注意点

- 立位へと体位を変えたときに急激に娩出力が強まるため，胎児の娩出速度の調整が必要である
- 軽度の前屈位が娩出力方向と骨盤誘導線が一致しやすい
- 高い位置で胎児が娩出されるので安全に十分配慮する

　立位は胎児重力を最大限に活用して娩出力に付加できる体位である．陣痛が弱いときや児頭が下降しないときに効果的である．しかし，産婦一人では体位を維持するのは難しいため，産婦が柱に掴まったり，分娩介助者以外の誰か（夫や助産師など）にしがみついたりして体位を安定させる．努責時には産婦の全体重が支持者に加わるため，支持者も安定感の得られる場所や体位を保つことが大切である．

　分娩介助者が産婦の背面に腰をおろして位置することにより，自分の目の高さで胎児娩出や会陰の状態を観察することができる．努責の際には産婦の両腕を支持者の首あるいは柱に回してもらい，全体重をかけて胎児を下に押し出すように

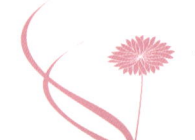

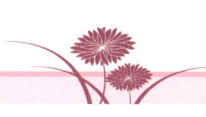

努責させる．児頭娩出時には，椅坐位と同様，児頭の第3回旋を助けることに集中して娩出させると会陰裂傷が予防できる．

　立位は，四つんばいや椅坐位よりも高い位置で胎児が娩出されるため，産婦に娩出途中の児をしっかりと抱えるように受け止めてもらうが，児を落とさないように安全確保には十分注意する．

■文　献

1) Janet Balaskas 著／佐藤由美子，きくちさかえ訳：ニュー・アクティブ・バース．現代書館，1993．

2) Mendez-Bauer, C., et al., Effects of standing position on spontaneous uterine contractility and other aspects of labor. J. Perinat. Med., 3: 89-100, 1975.

3) 進　純郎・小川博康：会陰裂傷はなぜおきる？　ペリネイタルケア，13(3)：49-54，1994．

4) Russell, J. G. B.: Moulding of the pelvic outlet. Journal of Obstetrics and Gynecology of the British Commonwealth, 76：817-820, 1969.

5) 村上明美：姿勢が骨産道の応形機能に及ぼす影響．日本助産学会誌，13(2)：35-42，2000．

6) Johnstone F. E., et al.: Maternal posture in second stage and fetal acid base status, Br J Obstet Gynaecol, 94(8)：753-757, 1987.

7) Roberts, J. E., et al.: Effects of maternal position on uterine contractility and efficiency, Birth. 10(4)：243-249, 1983.

8) 村上明美：自然分娩における骨盤出口部の産道の形態変化と助産術．日本助産学会誌，12(1)：17-26，1998．

9) 村上明美：助産師必携　会陰保護技術．進　純郎編著，第3章　さまざまな分娩スタイルと会陰の生理的・解剖学的変化．pp.12-19，メディカ出版，2005．

10) Adachi K., et al.: The relationship between the parturient's positions and perceptions of labor pain intensity. Nursing Research, 52(1)：47-51, 2003.

11) Melzack K., et al.: Labor pain effect of maternal position on front and back pain. J. Pain Symptom Manage, 6(8)：476-480, 1991.

12) Miquelutti M., et al.: A.,Upright position during the first stage of labor: a randomized controlled trial. Acta Obstetricia Et Gynecologia Scandiavia, 86(5)：553-558, 2007.

CHAPTER 3

フリースタイル分娩 Q&A

CHAPTER 3
フリースタイル分娩 Q & A

フリースタイル分娩とは何でしょうか？

　フリースタイルが何かは Chapter 1 で書かれていますので，それを参照してください．

フリースタイルでの分娩介助のときに気をつけていることは何ですか？

　介助時に気をつけていることはなんといっても安全です．産婦さんが自由にしたいということと，赤ちゃんの安全とを常に考えながら介助しています．だから，いくら産婦さんが「これでいい」と言っても，安全が損なわれるときは「この方法ではできないわよ」となるわけです．そのスタイルでのお産をやめたり，会陰のためには本来はゆっくり出したいのだけれど，赤ちゃんのためには急がなくてはいけないとか，優先されることを常に考えています．
　たとえば，産婦さんが四つんばいで産みたいと言っていても，児心音が低下傾向になってきたときには，すぐ仰向けにして努責を助けたりもするわけです．だから，児心音の確認が重要で，状況が悪ければ素早く産ませようということになります．それはフリースタイル分娩でもそうでなくても，病院でも開業助産院でも同じです．

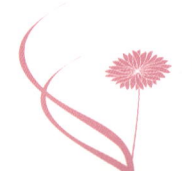

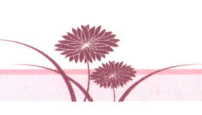

> フリースタイル分娩の体位で
> 「この人は横向きがいいかなとか，仰臥位がいいかな」
> ということは，何によって決めるのですか？

　一番の決め手は，本人がどのような姿勢がいいかということですが，他には回旋の状態なども見ています．回旋が不十分なときに，少し産婦さんの姿勢を変えることで，赤ちゃんがくるっと回ってくれたりするんですよ．

　付属DVDに収録しているものは，フリースタイルの分娩介助のごく一部分で，大きく分けて仰臥位，側臥位，四つんばいのスタイルでの分娩介助場面で，とくに問題がないケースだということをことわっておきます．

　だから，最後に努責を助けなくてはいけないとか，誘導しなくてはいけないというときには，私たち助産師が動きやすい体位をとってもらいますので，フリースタイル分娩といっても，「なにがなんでもこれ」ということではなく，そのときの様子で臨機応変に判断するということです．

　DVDのCase 1の内診の様子は，矢状縫合がちゃんと縦になっているかなということを確認していますが，矢状縫合が斜めになっていたり，横になっていると，どんなに全開していて，いきんでも，赤ちゃんが生まれてきません．だから，矢状縫合が縦になるように，姿勢を変えようかな，横向きにしてみようかなと思って産婦さんに向きを変えてもらうことがあります．たとえば，矢状縫合の向きと反対の側臥位に向かせます．

どのようなときに内診をしますか？

　　むやみに内診を行わないことは当然で，その都度，意味があって内診をしています．

　たとえば，子宮口は全開していてお産は進むはずなのに，陣痛の間があいていて進まなかったり，弱かったりするときには，「なぜかな？」と考えます．ついさっきまで勢いがあって，たとえばトイレに行っていたときに，ものすごくいきみがきて，児頭もそこまで来ているのに，「さあ」と体位をとったとたんに，すっと陣痛が遠のいたり，間があいたりするときがあります．そのようなときに，「ずっとこの姿勢で大丈夫かな？　場合によっては何らか介入が必要かな？」と内診して判断するなどです．

　DVD の Case 1 の内診場面では，最初，陣痛の間があいていて，1 回のいきみも弱かった状況で，本当にずっとこの姿勢（Case 1 は仰臥位に近いリクライニング位）でよいのかということを確認するため，矢状縫合が縦径になっているかだけを短い時間で「(矢状縫合が) ここにあるな，よし」と確認しています．

会陰保護はどのように行いますか？

　　会陰には，できるだけ触れないようにしています．手で押さえると血液の循環が悪くなってしまうので，軟化しにくくなります．血液がめぐっているところはよく伸びますし，白くなっていると切れます．「会陰の色を見なさい」とよく言われるのはその理由からです．だからできるだけ押さえないほうがいいんですね．会陰に軽く手をあてる程度で，ぐっと力を入れるということはしていません．

　DVD の Case2 や Case 3 で，排臨前後からの助産師の呼吸のリード法を見て

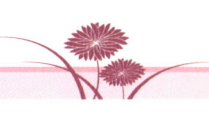

みましょう．産婦さんに呼吸してもらうときには，産婦さんの自然な呼吸に合わせて，いきませるときはいきませ，そうでないときはじっと待ちます．時間をかけて待つことで，会陰はやわらかく伸びるのだとわかります．

肛門保護はどのように行いますか？

「肛門を押して」と言われることがありますが，肛門をガーゼなどでぐいぐい押すと，粘膜に微少な傷がついて，後で痛くなったり，むくみの原因にもなりますから，肛門だけを集中的に押さないほうがいいのです．

ただ，産婦さんの中には「ゲンコツで圧して」という人や，「テニスボールの硬さ」がいいという人もいます．産婦さんに，「肛門を圧して」といわれたときには，会陰全体に手を当ててあげると，それでいいと言われることが多いのです．産婦さんが「肛門」と表現されていますが，肛門じゃないんですね．

DVD の中でも，ほとんど肛門を押さえていませんね．

肩はどのように，いつ出すのですか？

DVD に収録している産婦さんと赤ちゃんでは，分娩経過に問題がないため，児頭娩出後の次の陣痛が来るのを待って，ゆっくりと肩を出しています．

もちろん，いつもがそうではありません．発露で児髪の奥の皮膚色が悪かったり，児頭が出てから顔の色が悪くなってきたりしたら，それは急いで出さなければなりません．

肩を出すときの方法ですが，両脇に指は入れません．肩を持って出していきます．「最小周囲径で出す」と言うとおりです．最小周囲径で出すべきところを，

助産師が指を児の脇に入れて拡げてしまうと，無理な力がかかって児の肩で会陰が切れることがあります．それを防ぐには両肩を挟むように手を当てます．
　ただし，それで安全に出せればよいのですが，滑って児を落下させる危険性もありますので，指1本（人差し指と親指のわっか）で児の両上腕をしっかりと持つようにすることもあります．

> 「児頭娩出後，次の陣痛を待つ」とありますが，
> その状態でどのくらい待つのですか？

　普通は児頭娩出後では2〜3分で陣痛がきますので，その程度でしょうか．長いときには5分以上ということもあります．
　「待つ」と「待たない」ので，何か差があるのかといえば，会陰に関してはゆっくり待つことで，会陰が十分に軟化して切れなくなると思います．では，赤ちゃんにとってどうかといえば，臍帯の圧迫や首が締まっていなければ，児頭が出たところは，赤ちゃんにとっても楽なのではないかと思います．ここで小さく泣き声を出したり，目をパチパチとしていたりする子もいます．赤ちゃんの心音が確認できて色がいいのなら，肩をそれほどあわてて出す必要はないでしょう．また，指を使って児の首の周囲を「すっ」と確認し，臍帯の頸部巻絡がないかをみています．
　DVDのCase 3では，児頭娩出後，自然に回旋して，児の肩甲も呼吸に合わせて自然に出てくるところを見てください．産婦さんの呼吸で赤ちゃんが自然に生まれてきます．まだまだ臨床ではスタンダードにはなっていないのですが，児の状態がよければ，児頭娩出後に肩を持ってあわてて出さなくても大丈夫だということがわかります．

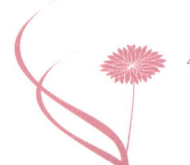

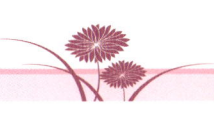

待つのって，怖くないですか？

　ときどき，自分が主体で介助をしているときにはすごく待てるのに，他の助産師がやっているのを見ると，「何でここで出してあげないのかな」と思うこともあります．自分であれば「じ～」っと待っていられるのです．でも，「この状況ならば待てる」という確信をもってやっているんですよね．だから，病院などで医者が「早く出して」というのは，わかる気がします．頭がそこに見えてるのに何で助産師はぐずぐずしてるのかなと思っているのかもしれません．

　排臨のときには，待っていると児頭が出たり引っ込んだりしますが，それが会陰にとってはポンプの役割になっていて，血液が全体にめぐっていきます．また，そのときに，児の胸郭がマッサージされるとも言われます．排臨時に胎児が軟産道の中をいったりきたりすることが，生まれたときに「おぎゃー」って泣けるためのマッサージになっている．だから帝王切開の子がうまく泣けなかったりすることがあると言われています．

　繰り返しになりますが，どのような状況でも待つかというと，そうではないです．やっぱり児心音が決め手ですね．児心音の低下が認められるようなら，会陰が多少切れてもいいから出そうとか，会陰を誘導して産ませることもあります．だから，本当にケースバイケースだと思います．

側臥位での介助の方法は，左側臥位でも右側臥位でも同じですか？

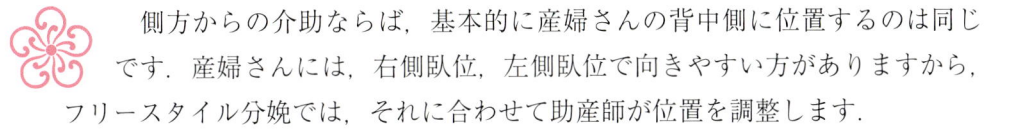

　側方からの介助ならば，基本的に産婦さんの背中側に位置するのは同じです．産婦さんには，右側臥位，左側臥位で向きやすい方がありますから，フリースタイル分娩では，それに合わせて助産師が位置を調整します．

側方から介助していて，ずっと同じ姿勢をとっていると意外に大変です．腰痛になります．だから，スペースがあれば正面介助でよいと思います．

側臥位分娩での手のあて方は？

産婦さんの上側になった足の下に，介助者が手をくぐらせて，両手の指を組むようにしてあてるという方法もありますし，DVDのCase 3のように，軟産道（骨盤底筋群）が筒状に伸展してくるところをさらに延長するように，両手掌で筒をつくるような形にしてあてることもあります．また，産婦さんが足を閉じた状態のときには，同じ側臥位でも介助者はほとんど手をあてません．

側臥位で足を上げているのと閉じているのとはどちらでもいいのですが，産婦さんによっては，陣痛間欠時は足を閉じていて，陣痛がくるとバレリーナのように足がぴーんと上がり，また間欠時になると閉じているという方もいらっしゃいます．

あとは，児頭が出たら産婦さんを側臥位から仰臥位にさせて児を娩出することもあります．DVDのCase 4はそのパターンです．

妊産婦さんへの日常生活の指導では，どんなことを指導していますか？

いざお産というときに陣痛がこないと助産師としてはどうしようもないので，陣痛が来るようにするにはどのような生活を送ればよいのかを妊娠中から指導しています．指導内容としては，よく身体を動かすことや，食べ物などです．妊産婦さんの身体のなかのエネルギーが，お産のときに陣痛として現れな

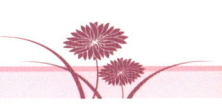

いといけないのです.

　ごく簡単な例を言えば，冷え性の人は血液の流れが悪いために陣痛が来なかったり弱かったりするということが言われています．陣痛が微弱だとお産は進みません．最近は，陣痛の弱い方も多いので，常に「身体を冷やさないようにしてね」と言っています．

開業の助産所では，清潔はどのようにしていますか？

　清潔に関しては病院と同じようにすべて滅菌物を使用していますし，ディスポーザブルの分娩キットです．それでも，お産の後に出るゴミの量はとても少ないです．

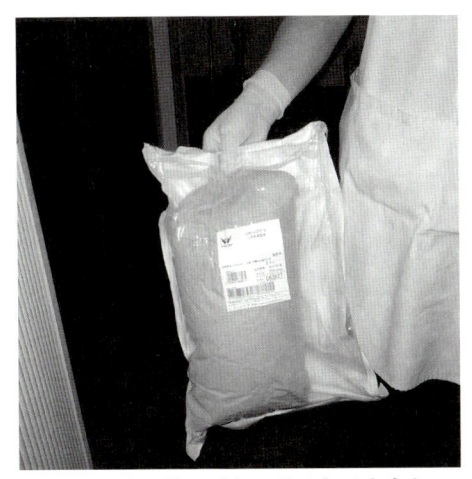

※図28　お産の後のゴミの量はとても少ない

助産師の「わざ」とは何でしょうか？

　お産では何といっても陣痛の存在が重要です．陣痛が強ければ，どのような分娩体位でも赤ちゃんは生まれてきます．反対に，陣痛が来ないと助産師はどうしようもないのです．それで，陣痛が弱いときには，助産師はなんとか陣痛が強くなってもらいたいと，足浴をしたり温熱刺激をしたり，破水前ならお風呂に入れたりと，いろいろなことを試みます．産婦さんが「気持ちいい」ということがあれば，緊張がほぐれてお産が進みやすくなりますよね．また，たとえば，妊婦検診で逆子だったというときにも，体位を工夫したり，マッサージやお灸をしてもらったりといろいろなことを産婦さんに試してもらうなかで，出産の時期までにだいたいは直っていきます※．

　そんなふうにいろいろなことを試みることで，お互いに「思い」を持つこともお産に効果があるのかなと感じています．ケアをしている人の思いと，ケアを受ける人の思い．その思いがお産では大事なのではないかなと．「わざ」は，何かの行為そのものというより，その人のために何かをしようとする「手当て」ではないかと考えたりします．それに加えて，目に見えないところでの対人関係なども，本当に大切だと思います．

　※助産師が治療としてお灸をすることはありません．また，逆子（骨盤位）の場合は助産所で分娩を行うことはできません．

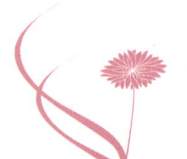

DVDで学ぶ開業助産師の「わざ」
フリースタイル分娩介助　　　　　　ISBN978-4-263-23527-0

2009年 6 月20日　第 1 版第 1 刷発行
2015年 1 月10日　第 1 版第 5 刷発行

編著者　村　上　明　美

発行者　大　畑　秀　穂

発行所　医歯薬出版株式会社

〒113-8612　東京都文京区本駒込1-7-10
TEL.（03）5395-7618（編集）・7616（販売）
FAX.（03）5395-7609（編集）・8563（販売）
http://www.ishiyaku.co.jp/
郵便振替番号 00190-5-13816

乱丁，落丁の際はお取り替えいたします　　　印刷・あづま堂印刷／製本・愛千製本所

Ⓒ Ishiyaku Publishers, Inc., 2009. Printed in Japan

本書の複製権・翻訳権・翻案権・上映権・譲渡権・貸与権・公衆送信権（送信可能化権を含む）・口述権は，医歯薬出版（株）が保有します．

本書を無断で複製する行為（コピー，スキャン，デジタルデータ化など）は，「私的使用のための複製」などの著作権法上の限られた例外を除き禁じられています．また私的使用に該当する場合であっても，請負業者等の第三者に依頼し上記の行為を行うことは違法となります．

JCOPY ＜（社）出版者著作権管理機構　委託出版物＞
本書を複写される場合は，そのつど事前に（社）出版者著作権管理機構（電話 03-3513-6969，FAX 03-3513-6979，e-mail：info@jcopy.or.jp）の許諾を得てください．

付属DVD
フリースタイル分娩介助

収録内容

◆仰臥位分娩

Case 1 13:52
Case 1のビューポイント
①仰臥位分娩の体位
②排臨
③児頭の下降が進む
④児頭下降〜発露
⑤発露〜児娩出
⑥胎盤娩出

Case 2 13:02
Case 2のビューポイント
①仰臥位分娩の体位
②分娩の進行状況
③排臨〜発露
④発露〜児娩出

◆側臥位分娩

Case 3 15:05
Case 3のビューポイント
①側臥位分娩の体位
②児頭下降〜排臨
③排臨〜発露
④発露〜児娩出

Case 4 6:28
Case 4のビューポイント
①全開大〜児娩出
②胎盤娩出

◆四つんばい分娩

Case 5 9:33
Case 5のビューポイント
①四つんばい分娩の体位
②児頭の下降が進む
③排臨〜発露
④発露〜児娩出

Case 6 6:38
Case 6のビューポイント
①四つんばい分娩の体位
②児頭の下降が進む
③排臨〜児娩出

Case 7 9:07
Case 7のビューポイント
①産婦の体位
②児頭の下降〜排臨
③排臨〜児娩出まで

◆胎盤娩出

胎盤娩出（1）　Case 1⑥再録
胎盤娩出（2）　Case 4②再録

（本編約75分）

付属DVD 「フリースタイル分娩介助」について

＜使用上のご注意＞

- 本DVDはDVDビデオ対応プレーヤーでご覧ください．
- 本DVDをご使用になった結果について，医歯薬出版株式会社および本DVD制作関係者は一切の責任を負いません．
- 本DVDに収載されている動画は研究用に撮影された映像をもとにしているため，画質の悪い箇所があります．ご了承ください．
- プライバシー保護の為，音声を消している箇所がございます．ご了承ください．
- 本DVDの映像については，撮影の目的を明示して産婦さんご本人より承諾を得ています．
- 本DVDビデオでは，本編画面右上にタイムコードを表示しています．分娩進行状況などをご確認いただく際の，おおよその経過時間の参考としてご利用ください．
- 表示されているタイムコードは録画開始時点からの経過時間であり，分娩経過時間ではありませんのでご注意ください．また，編集箇所により不連続になっている部分がございます．ご了承ください．

＜著作権に関して＞

- 本DVDを無断で複製・上映・公衆送信（送信可能化にすることを含む）・改変をすることは法律により禁止されています．
- 本DVDは，図書館およびそれに準ずる施設において，館外へ貸し出しすることを禁止します．

＜お問い合わせ先＞

- 弊社ホームページ http://www.ishiyaku.co.jp/ebooks/ よりお問い合わせください．ホームページにアクセス出来ない方につきましては，FAX（03-5395-7606）にてお受けいたします．